Prostata-MRT und MRT-gestützte Biopsie

UNI-MED

UNI-MED Verlag AG
Bremen - London - Boston

Blondin, Dirk; Schimmöller, Lars; Quentin, Michael:
Prostata-MRT und MRT-gestützte Biopsie/Dirk Blondin, Lars Schimmöller und Michael Quentin.-
2. Auflage - Bremen: UNI-MED, 2020

Printed in Europe

UNI-MED. Die beste Medizin.

In der Reihe UNI-MED SCIENCE werden aktuelle Forschungsergebnisse zur Diagnostik und Therapie wichtiger Erkrankungen "state of the art" dargestellt. Die Publikationen zeichnen sich durch höchste wissenschaftliche Kompetenz und anspruchsvolle Präsentation aus. Die Autoren sind Meinungsbildner auf ihren Fachgebieten.

Vorwort und Danksagung zur 2. Auflage

Die multiparametrische MRT (mpMRT) der Prostata hat die Diagnostik des Prostatakarzinoms erheblich verbessert. In den entsprechenden Leitlinien der Europäischen Gesellschaft für Urologie (EAU) und des britischen *National Institute for Health and Care Excellence* (NICE) soll die mpMRT bereits bei Patienten mit Tumorverdacht vor Durchführung einer Biopsie eingesetzt werden und auch in der deutschen S3-Leitlinie zum Prostatakarzinom (Update 2018) ist die mpMRT fest integriert.

Eine qualitative Akquisition und strukturierte Befundung der mpMRT sind entscheidende Faktoren, um die Methode zuverlässig anbieten zu können. Die 2012 erstmalig von der europäischen Gesellschaft für Urogenitale Radiologie (ESUR) publizierte Richtlinie mit einem standardisierten Bewertungssystem (PI-RADS; "Prostate Imaging-Reporting and Data System") diente hierfür als Grundlage. 2014 wurde eine vollständig überarbeitete und erweiterte Version (PI-RADS v2) in Zusammenarbeit mit der amerikanischen Gesellschaft für Radiologie (ACR) und der AdMeTech Foundation entwickelt. Eine weitere Optimierung erfolgte 2019 mit der Version 2.1.

Die MR-gestützte gezielte Biopsie auffälliger Areale der Prostata ist nach der Integration der mpMRT die logische Konsequenz aus der nun möglichen präzisen Lokalisation. Die gezielte Biopsie hat in vielen Studien zeigen können, dass die Prostatakarzinomdetektion hinsichtlich signifikanter Karzinome besser ist, verglichen mit einer alleinigen systematischen Ultraschallbiopsie und die Detektion insignifikanter Prostatakarzinome gesenkt werden kann. Zudem kann die Anzahl der erforderlichen Biopsiestanzen und das Risiko einer histologischen Fehleinschätzung signifikant durch die gezielte MR-gestützte Biopsie reduziert werden.

Die vollständig überarbeitete 2. Auflage dieses Kurzlehrbuches bietet einen Gesamtüberblick über die MR-Diagnostik der Prostata (MRT und Biopsie) inklusive eines klinisch-urologischen und pathologischen Überblicks über den klinisch-urologischen und pathologischen Hintergrund sowie die Darstellung des aktuellen Stellenwertes der PSMA-PET. Das Buch ermöglicht somit einen schnellen und fundierten Einstieg in die Thematik. Die Autoren wünschen Ihnen viel Freude bei der Lektüre und bei dem spannenden Thema.

Mönchengladbach, Düsseldorf, Köln; im Juli 2020

Dirk Blondin
Lars Schimmöller
Michael Quentin

Autoren

Herausgeber

Prof. Dr. med. Dirk Blondin
Klinik für Radiologie, Gefäßradiologie und Nuklearmedizin
Städtische Kliniken Mönchengladbach GmbH
Elisabeth-Krankenhaus Rheydt
Hubertusstraße 100
41239 Mönchengladbach

Priv.-Doz. Dr. med. Lars Schimmöller
Institut für Diagnostische und Interventionelle Radiologie
Universitätsklinikum Düsseldorf
Heinrich-Heine-Universität Düsseldorf
Moorenstr. 5
40225 Düsseldorf

Priv.-Doz. Dr. med. Michael Quentin
MVZ CDT Strahleninstitut GmbH
Turiner Str. 2
50668 Köln

Co-Autoren

Priv.-Doz. Dr. med. Christian Arsov
Klinik für Urologie
Universitätsklinikum Düsseldorf
Moorenstr. 5
40225 Düsseldorf

Prof. Dr. med. Matthias Eiber
Klinik für Nuklearmedizin
Klinikum rechts der Isar
Technische Universität München (TUM)
Ismaninger Straße 22
81675 München

Prof. Dr. med. Tobias Franiel
Institut für Diagnostische und Interventionelle Radiologie
Universitätsklinikum Jena
Erlanger Allee 101
07747 Jena

Prof. Dr. med. Boris Hadaschik
Klinik und Poliklinik für Urologie, Kinderurologie und Uroonkologie
Universitätsklinikum Essen
Hufelandstr. 55
45147 Essen

Prof. Dr. med. Glen Kristiansen
Institut für Pathologie
Universitätsklinikum Bonn
Sigmund-Freud-Straße 25
53127 Bonn

Priv.-Doz. Dr. med. Jan P. Radtke
Klinik und Poliklinik für Urologie, Kinderurologie und Uroonkologie
Universitätsklinikum Essen
Hufelandstr. 55
45147 Essen

Priv.-Doz. Dr. med. Dipl.-Kfm. Matthias C. Röthke
Conradia Hamburg MVZ GmbH
Alte Holstenstraße 16
21031 Hamburg

Inhaltsverzeichnis

Klinischer Hintergrund zum Prostatakarzinom

1. Klinischer Hintergrund zum Prostatakarzinom

1.1. Epidemiologie

Das Prostatakarzinom weist mit deutlichem Abstand vor dem Bronchial- und kolorektalen Karzinom die höchste Inzidenz unter den Malignomen des Mannes auf. Aktuell werden in Europa jährlich ca. 450 000 neue Fälle (2018) diagnostiziert [1]. Das Risiko, im Laufe des Lebens eine Prostatakarzinomdiagnose zu erhalten (Lebenszeitrisiko), liegt für ein männliches Neugeborenes in Deutschland bei ca. 12% (2014). In den letzten Jahrzehnten ist weltweit eine unterschiedliche Inzidenzentwicklung zu beobachten. Für die Bundesrepublik Deutschland zeigt sich nach Daten des Robert-Koch-Institutes seit 1980 eine kontinuierliche Inzidenzzunahme bis zum Jahr 2011 auf über 66 000 Fälle pro Jahr. Seit 2011 sinkt die Inzidenz gering und lag 2016 bei 59 600 Fällen pro Jahr. Das Prostatakarzinom macht damit etwa ein Viertel (2014 mit 23%) der neu diagnostizierten Malignome des Mannes aus.

Der außerordentlich hohen Inzidenz des Prostatakarzinoms steht jedoch eine nur relativ geringe Mortalität gegenüber. So beträgt die Wahrscheinlichkeit, im Laufe des Lebens an einem Prostatakarzinom zu versterben, "lediglich" 3,3% in Deutschland. Nach Daten des Robert-Koch-Institutes lag die altersstandardisierte Mortalitätsrate um die Jahrtausendwende bei 25 Todesfällen pro 100 000 Einwohner und ist im Jahr 2012 um ca. ein Viertel auf 19 Todesfälle pro 100 000 Einwohner gefallen. Aufgrund der hohen Inzidenz steht das Prostatakarzinom bei den krebsbedingten Todesursachen in Deutschland nach dem Bronchialkarzinom dennoch an zweiter Stelle. Aus Autopsiestudien ist seit Jahrzehnten bekannt, dass die Prävalenz des Prostatakarzinoms bei älteren Männern mit circa 40% bereits sehr hoch ist. Daher ist die in den letzten Jahrzehnten zu beobachtende deutlicher Zunahme der Inzidenz, aber nicht der Mortalität, überwiegend auf durchgeführte Früherkennungsmaßnahmen und weitaus weniger wahrscheinlich auf eine Zunahme ursächlicher Faktoren zurückzuführen. Die zuletzt beobachtete leicht abfallende Mortalitätsrate kann jedoch nicht automatisch als positives Ergebnis dieser Früherkennungsmaßnahmen gewertet werden, da im gleichen Zeitraum auch Fortschritte bei den therapeutischen Maßnahmen erzielt wurden.

Merke:

- Das Prostatakarzinom ist mit Abstand der häufigste, aber nur der zweithäufigste zum Tode führende maligne Tumor des Mannes in Deutschland.
- Bei fast jedem zweiten Mann lässt sich bei steigendem Alter irgendwann Prostatakarzinomgewebe nachweisen.
  Faustregel:
  - 60 Jahre = 60% Wahrscheinlichkeit
  - 70 Jahre = 70% Wahrscheinlichkeit

1.2. Diagnostik und Früherkennung

Der Standard der Früherkennung des Prostatakarzinoms beruhte auf der diagnostischen Trias aus Bestimmung des *Prostata-spezifischen Antigens* (PSA) im Serum, der digito-rektalen Untersuchung (DRU) und der systematischen Ultraschall-gesteuerten Biopsie der Prostata.

Das grundsätzliche Problem der Früherkennung des Prostatakarzinoms liegt in seiner Tumorbiologie begründet. Der weitaus überwiegende Anteil der Prostatakarzinome wird zeitlebens latent bleiben, d.h. weder lokale Beschwerden (Hydronephrose, Makrohämaturie, Obstruktionsbeschwerden) verursachen noch metastasieren bzw. zum Tode des Patienten führen. Diese latenten Tumoren werden auch als klinisch insignifikante Tumoren bezeichnet.

Demgegenüber stehen die sogenannten klinisch signifikanten Prostatakarzinome, die bereits zum Zeitpunkt der Diagnose oder im weiteren Verlauf ein aggressives Verhalten aufweisen. Die Definition eines signifikanten Karzinoms erfolgt hierbei nur durch klinisch-pathologische Parameter, die in der Literatur jedoch uneinheitlich definiert sind [2]. Die Inzidenzzunahme in den letzten Jahrzehnten ist im Wesentlichen auf die Detektion zusätzlicher insignifikanter Prostatakarzinome zurückzuführen, wodurch sich auch der nur relativ geringe Abfall der Mortalitätsrate erklären lässt. Es ist anzunehmen, dass der derzeitige Standard der Prostatakarzinom-Diagnostik in den letzten Jahrzehnten ein Ungleichgewicht zwischen Nutzen (Mortalitätsreduktion) und Schaden (therapieassoziierte Morbidität unnötig behandelter insignifikanter Karzinome) der Früherkennung zur Folge gehabt hat. Daher werden der Einsatz der MRT-Diagnostik sowie gezielter MRT-gesteuerter Biopsietechniken mittlerweile auch in der Primärbiopsie entweder empfohlen (Leitlinie der europäischen urologischen Fachgesellschaft) oder zumindest als optional bezeichnet (Leitlinie der Deutschen Gesellschaft für Urologie).

Merke: Eine Prostatakarzinom-Diagnostik mit digital rektaler Untersuchung, PSA-Test und TRUS-gesteuerter Biopsie zur Früherkennung führt zu einem Ungleichgewicht zwischen Nutzen (Sterblichkeitsreduktion) und Schaden (umsonst behandelte insignifikante Karzinome, Biopsiefolgen/-nebenwirkungen etc.).

1.2.1. Digito-rektale Untersuchung der Prostata (DRU)

Die DRU ist die älteste Untersuchungstechnik zur Diagnose eines Prostatakarzinoms und war bis zur Entwicklung des PSA-Tests die am häufigsten durchgeführte Früherkennungsmethode. Konsistenzzunahmen (insbesondere asymmetrische) im Bereich der posterioren, Rektum-nahen peripheren Zone können hinweisend auf ein Prostatakarzinom sein. Selbst bei erfahrenen Untersuchern können Tumoren erst ab einem Volumen von circa 0,2 ml palpiert werden und mit der DRU werden in der Regel auch nur Tumoren der Rektum-nahen peripheren Zone erreicht. 70% der mittels Palpation detektierten Prostatakarzinome weisen bereits ein organüberschreitendes Wachstum auf. Wichtig ist die Durchführung der DRU nach der Blutentnahme für einen PSA-Test, da die Palpation der Prostata zu falsch hohen PSA-Konzentrationen im Serum führt.

Eine Metaanalyse [3] zeigt für die DRU ungünstige Werte mit einer Sensitivität von circa 53%, einer Spezifität von circa 84% und einem positiv prädiktiven Wert von circa 18% für die alleinige DRU. Da ein suspekter Tastbefund der Prostata eine Biopsieindikation darstellt, bedeutet ein positiver prädiktiver Wert von 18%, dass auf eine auffällige DRU bis zu vier überflüssige Biopsien kommen.

Merke: Die rektale Tastuntersuchung bei der Früherkennung des Prostatakarzinoms hat einen untergeordneten Stellenwert und sollte nie isoliert zum Einsatz kommen.

1.2.2. Transrektaler Ultraschall der Prostata (TRUS)

Der konventionelle Graustufen-Ultraschall mittels rektaler Ultraschallsonde stellt das aktuelle sonografische Standardverfahren zur Diagnostik von Prostataerkrankungen dar. Die einzelnen Zonen der Prostata können hierbei voneinander differenziert werden. Die periphere Zone zeigt eine homogene und mittlere Echogenität. Die Transitionszone zeigt ein insgesamt homogenes Echomuster, in Abhängigkeit vom Ausmaß der BPH-(benigne Prostatahyperplasie) Anteile jedoch mit echoreichen und echoärmeren Anteilen. Der TRUS ermöglicht zusätzlich eine Bestimmung des Prostatavolumens, wobei die Messgenauigkeit in Abhängigkeit von der gewählten Messmethode (Drei-Ebenen-Methode, Rotationsellipsoid, planimetrische Volumetrie) sehr schwanken kann.

Als subjektive Untersuchungsmethode ist jedoch auch beim TRUS von einer deutlichen Untersucher- und Geräte-abhängigen Qualität der erhobenen Befunde auszugehen. Bei den heutigen hochauflösenden Ultraschallgeräten erscheinen Prostatakarzinome zum überwiegenden Teil als hypoechogene Läsionen in der peripheren Zone der Prostata. Die in der Literatur angegebenen Werte zu den diagnostischen Gütekriterien weisen vergleichbar der DRU große Schwankungsbreiten auf. Zusammengefasst zeigt sich, dass der TRUS im Vergleich zur DRU eine etwas bessere Sensitivität erreicht, wohingegen er bei der Spezifität der DRU unterlegen ist. Eine Metaanalyse [4] ergab für den transrektalen Graustufen-Ultraschall bei hypoechogenen Läsionen Sensitivitäten von 35-91% und Spezifitäten von 24-82%. Die insgesamt niedrige Spezifität des TRUS birgt ein hohes Risiko für viele falsch-positive Befunde, denn weder hypoechogene noch hyperechogene Läsionen sind spezifisch für ein Prostatakarzinom und stellen nicht selten ein Korrelat nichtmaligner Prozesse dar (z.B. Zysten, chronische Prostatitiden). Der TRUS hat somit keine relevante Bedeutung für die Detektion eines Prostatakarzinoms, gleiches gilt auch für das lokale Staging diagnostizierter Karzinome (Prädiktion der T-Kategorie). Der Stellenwert des

TRUS bei der Diagnostik des Prostatakarzinoms ist vielmehr in der TRUS-gesteuerten Biopsie aufgrund eines auffälligen PSA-Wertes und/oder auffälligen Tastbefundes zu sehen, da er – neben der Durchführung der systematischen (ungerichteten) Biopsie – die Entnahme zusätzlicher zielgerichteter Biopsiezylinder aus sonografisch suspekten Arealen der Prostata ermöglicht (Erhöhung der Sensitivität).

Merke: Der transrektale Ultraschall alleine hat keine relevante Bedeutung für die Detektion eines Prostatakarzinoms oder für ein lokales Staging, sondern dient primär zur Steuerung der systematischen Biopsie (TRUS-PE).

1.2.3. Prostata-spezifisches Antigen (PSA)

Die Einführung des PSA-Tests zur Früherkennung des Prostatakarzinoms erfolgte Anfang der 1980er Jahre und hat diese seitdem grundlegend verändert. 1994 erfolgte die Zulassung als diagnostischer Marker durch die US-amerikanische *Food and Drug Administration* (FDA). Das PSA stellt aktuell den wichtigsten Parameter zur Früherkennung des Prostatakarzinoms dar. PSA wird hauptsächlich von den Epithelzellen der Prostatadrüsen gebildet und gelangt mittels Exozytose in die Drüsenlumina. Geringe Mengen treten jedoch auch in das Serum über. PSA gehört zur Familie der Kallikreine (Kallikrein 3) und stellt eine Serinprotease dar, die der Verflüssigung des Ejakulats und damit der Motilitätssteigerung der Spermatozoen dient. Da es im physiologischen Zustand nahezu vollständig in der Prostata gebildet wird (vernachlässigbare Mengen werden auch in anderen Drüsenorganen gebildet), stellt PSA damit zwar einen äußerst spezifischen Organ- bzw. Gewebemarker dar, nicht jedoch einen tumorspezifischen Marker. Streng genommen ist das PSA kein "Tumormarker". Da seine Bestimmung im Serum letztlich nur zur Diagnostik des Prostatakarzinoms erfolgt, impliziert der Name Prostata-*spezifisches* Antigen eine in Wahrheit nicht vorhandene Spezifität für das Vorhandensein (bzw. Nicht-Vorhandensein) eines Prostatakarzinoms. Denn gerade die Tatsache, dass nicht-maligne Veränderungen der Prostata wie die BPH oder chronische Prostatitiden ebenfalls zu einer Erhöhung des PSA-Serumspiegels führen, resultiert in einer Einschränkung der Spezifität des PSA-Wertes als Früherkennungsmethode. Die Stärke des PSA-Wertes liegt vielmehr in seiner Sensitivität – er ist empfindlich (sensibel) für Veränderungen – begründet.

Der PSA-Wert zeichnet sich durch einen ausgeprägten *"lead time"* aus, d.h. der Marker ist in der Lage, ein Prostatakarzinom mehrere Jahre vor seiner klinischen Manifestation zu detektieren. Aktuelle Schätzungen gehen davon aus, dass mehr als 50% der in der "PSA-Ära" diagnostizierten Prostatakarzinome überdiagnostiziert sind. In Abhängigkeit vom Patientenalter zum Zeitpunkt der Diagnose kann dieser Anteil sogar bis zu 88% betragen [5].

Merke:

- Die Bestimmung des Prostata-spezifisches Antigen (PSA)-Wertes ist aktuell der wichtigste Parameter zur Früherkennung eines Prostatakarzinoms.
- PSA ist spezifisch für die Prostata, aber nicht für Prostatakarzinome. Die Stärke des PSA-Werts zur Prostatakarzinomdetektion liegt vielmehr in seiner Sensitivität und nicht in seiner Spezifität (z.B. auch durch BPH oder Prostatitis erhöht).

1.2.3.1. Prädiktion des (Gesamt-)PSA-Wertes für ein Prostatakarzinom

Die üblicherweise angegebenen Referenzbereiche des PSA-Wertes geben lediglich Wahrscheinlichkeiten für das Vorliegen eines Prostatakarzinoms (PPW; positiver prädiktiver Wert) an. Da zusätzlich die Wahrscheinlichkeit für das Vorliegen eines Prostatakarzinoms eine lineare Korrelation mit der absoluten Höhe des PSA-Wertes aufweist und das Risiko nicht ab einem bestimmten Schwellenwert sprunghaft ansteigt, bedeutet dies, dass es keinen Grenzwert gibt, bei dem mit absoluter Sicherheit von einem Prostatakarzinom ausgegangen werden kann. Die traditionell verwendeten Referenzbereiche beruhen auf den Screeningstudien von Catalona et al. in den 1990er Jahren (u.a. Ref. [6]. Gemäß diesen Empfehlungen erfolgt eine Einteilung in drei Risikogruppen (☞ Tab. 1.1).

PSA-Wert (ng/ml)	Risikogruppe	Häufigkeit eines Prostatakarzinom (positiver prädiktiver Wert)
≤4	Niedriges Risiko	12-17% (sofern DRU unauffällig)
4,1-9,9	Mittleres Risiko	15-51%
≥10	Hohes Risiko	30-75%

Tab. 1.1: Wahrscheinlichkeit für das Vorliegen eines Prostatakarzinoms in Abhängigkeit von der individuellen Höhe des PSA-Wertes.

Insbesondere PSA-Werte im intermediären Bereich (4,1 bis 9,9 ng/ml) stellen bei der Früherkennung des Prostatakarzinoms ein diagnostisches Problem dar (Graubereich). Der PSA-Wert weist in diesem Bereich eine schlechte Karzinom-Spezifität auf bei gleichzeitig aber bereits recht hoher Prävalenz von ca. 7% in der relevanten Altersgruppe (Männer >40.-50. Lebensjahr) [7].

Klinisch von größerer Relevanz sind lokal begrenzte Tumoren (T2- und N0-Stadien) mit PSA-Werten unter 10 ng/ml. Diese Tumoren sind einer kurativen Therapie grundsätzlich sehr gut zugänglich. Es wäre wünschenswert, dass der PSA-Wert als Früherkennungsmethode insbesondere bei diesen Tumoren möglichst zwischen den klinisch signifikanten (postoperativer Gleason-Score ≥7 bzw. Gleason-Muster 4 oder 5; Tumoren mit einem Volumen ≥0,5 ml) und insignifikanten Karzinomen diskriminieren könnte. Hierin liegt jedoch die größte Schwäche des PSA-Wertes. Aus dem gleichen Grund stellt die absolute Höhe des PSA-Wertes bei einem bioptisch gesicherten Prostatakarzinom auch lediglich einen von mehreren unabhängigen prädiktiven Parametern dar, auf die prätherapeutische Prognosemodelle (Kattan-Nomogramm, Partin-Tabellen) zur Vorhersage der klinischen Relevanz eines Prostatakarzinoms zurückgreifen (bioptischer Gleason-Score, klinisches T-Stadium, Patientenalter, prozentualer Anteil positiver Biopsiezylinder u.a).

Merke: Es gibt keinen fixen PSA-Grenzwert, bei dem mit absoluter Sicherheit von einem Prostatakarzinom ausgegangen werden kann. Insbesondere der Graubereich (PSA-Werte von 4 bis 10 ng/ml) stellt bei der Früherkennung des Prostatakarzinoms ein diagnostisches Problem dar.

1.2.3.2. Bedeutung von PSA-Werten unter 4 ng/ml

In den letzten Jahren konnte unerfreulicher Weise gezeigt werden, dass auch in der klassischen Niedrigrisikogruppe mit einem PSA-Wert unter 4 ng/ml und unauffälliger DRU die Prävalenz eines Prostatakarzinoms bis zu 25% betragen kann und sich hierunter auch ein relativ hoher Anteil höhergradiger und damit klinisch relevanter Karzinome befindet (☞ Tab. 1.2).

PSA-Bereich (ng/ml)	Wahrscheinlichkeit eines Prostatakarzinoms
0 bis 0,5	6,6%
0,6 bis 1	10%
1,1 bis 2	17%
2,1 bis 3	24%
3,1 bis 4	27%

Tab. 1.2: Wahrscheinlichkeit für das Vorliegen eines Prostatakarzinoms bei niedrigen PSA-Werten unter 4 ng/ml [8].

Basierend auf diesen Daten fordern einige Autoren in den letzten Jahren, den Grenzwert des PSA-Wertes für eine Prostatabiopsie auf Werte bis zu 2,5 ng/ml abzusenken. In diesem Bereich liegt die Spezifität des PSA-Wertes jedoch nur noch bei ca. 73% [8]. Dadurch würde nicht nur die Rate falsch-positiver PSA-Befunde und damit unnötiger Biopsien, sondern auch die Detektionsrate klinisch insignifikanter Karzinome steigen.

Merke: Auch bei Patienten mit einem PSA-Wert unter 4 ng/ml und unauffälliger DRU kann in bis zu 25% ein Prostatakarzinom vorliegen, aber die Wahrscheinlichkeit für ein klinisch relevantes Prostatakarzinom ist deutlich niedriger (1-5%) und sinkt weiter mit niedrigeren PSA-Werten (insbesondere unter 2 ng/ml).

1.2.3.3. PSA-basierte Screeningstudien

Angesichts dieser zahlreichen, oben beschriebenen Probleme, die die Bestimmung des PSA-Wertes zur Früherkennung des Prostatakarzinoms mit sich bringt, ist die Beurteilung, ob ein PSA-basiertes Screening effektiv ist, also mit einem positiven Nutzen-Schaden-Verhältnis einhergeht, nur durch groß angelegte prospektiv randomisierte Studien möglich. Derzeit existieren insgesamt fünf prospektiv randomisierte Studien, die den Effekt eines PSA-Screenings gegen eine Kontrollgruppe getestet haben. Diese umfassen ein Kollektiv von insgesamt mehr als 340 000 Männern (☞ Tab. 1.3).

In der im Jahr 2009 publizierten ERSPC-Studie zeigte sich eine kontinuierliche Zunahme der absoluten Risikoreduktion mit zunehmendem Nachbeobachtungszeitraum. Der absolute Mortalitätsvorteil für die Screening-Gruppe beträgt nach den zuletzt publizierten Daten insgesamt 1,8 verhinderte Todesfälle pro tausend getestete Männer. Anders ausgedrückt bedeutet dies, dass (nach einem Beobachtungszeitraum von 16 Jahren) 570 Männer mittels PSA gescreent werden müssen, um einen Todesfall an einem Prostatakarzinom zu verhindern (sogenannte *number needed to screen*) [9,10]. Der endgültige Screening-Effekt ist derzeit jedoch noch nicht abzuschätzen, denn bisher sind weniger als 30% der Studienteilnehmer der ERSPC-Studie verstorben, und der Nachbeobachtungszeitraum der mit einem Prostatakarzinom diagnostizierten Studienteilnehmer ist noch sehr kurz. Neben der Mortalitätsreduktion zeigte sich in der ERSPC-Studie außerdem eine Reduktion des Metastasierungsrisikos um 42%. Die US-amerikanische PLCO-Studie weist eine vergleichbar lange Nachbeobachtungszeit von 13 Jahren auf, kann jedoch keinen Mortalitätsvorteil für den Screening-Arm feststellen [11]. Weitere randomisierte PSA-Screeningstudien (Quebeck, Stockholm und Norrköping) zeigen wie die PLCO-Studie ebenfalls keinen Überlebensvorteil durch ein PSA-Screening.

Während die positiven Effekte eines generellen PSA-Screenings hinsichtlich der Mortalitätsreduktion derzeit noch nicht abschließend geklärt werden können, liegen Daten zu den negativen Effekten bereits vor. So beträgt die Rate falsch positiver PSA-Tests im Screening-Arm der ERSPC-Studie ca. 76% (bei einem Grenzwert für eine Prostatabiopsie von 3-4 ng/ml). Die beobachteten Komplikationen der Biopsie sind überwiegend leichtgradig (Hämatospermie, passagere Makrohämaturie), die Rate höhergradiger Komplikationen liegt jedoch bei über 10% und betrifft insbesondere prolongierte Schmerzen sowie therapiebedürftige fieberhafte Infekte. Daten zu den Komplikationsraten der Screening-induzierten Übertherapie liegen nicht vor. Aus sozioökonomischer Sichtweise induzieren die durch das PSA-Screening ausgelöste Überdiagnostik und Übertherapie außerordentlich hohe Kosten für die Gesundheitssysteme.

Für die Praxis ergibt sich aus diesen Daten, dass wegen der negativen Screening-Effekte trotz nachgewiesener Mortalitätsreduktion derzeit keine

Studie	Screening-Gruppe (n)	Kontrollgruppe (n)	Nachbeobachtungszeitraum (publizierte Daten)	Relatives Mortalitätsrisiko der Screening-Gruppe
ERSPC (*European Randomized Study of Screening for Prostate Cancer*)	82 816	99 184	9 Jahre 11 Jahre 13 Jahre 16 Jahre	0,8 (p=0,04) 0,8 (p=0,001) 0,8 (p=0,001) 0,8 (p=0,001)
PLCO (*Prostate, Lung, Colorectal, and Ovarian Cancer Screening Trial*)	38 343	38 350	13 Jahre	1,1 (n.s.)
Quebec	31 133	15 353	11 Jahre	1,1 (n.s.)
Stockholm	2374	24 202	15 Jahre	1,0 (n.s.)
Norrköping	1494	7532	20 Jahre	1,2 (n.s.)

Tab. 1.3: Relative Mortalitätsreduktion in fünf prospektiv randomisierten Studien zum PSA-Screening. **n.s.** = nicht signifikant.

Empfehlung zu einem generellen populationsbasierten PSA-Screening erfolgen kann. Eine PSA-basierte Früherkennung des Prostatakarzinoms sollte daher nur bei Männern mit einer Lebenserwartung von mindestens 10 Jahren zur Anwendung kommen. Hierbei sollten Männer mit dem Wunsch einer Früherkennung über die Vor- und Nachteile einer PSA-basierten Früherkennung aufgeklärt werden.

Merke: Eine PSA-basierte Früherkennung des Prostatakarzinoms wird aktuell bei Männern ab dem 50. Lebensjahr mit einer Lebenserwartung von mindestens 10 Jahren empfohlen. Bei positiver Familienanamnese kann bereits ab dem 45. Lebensjahr eine initiale PSA-Bestimmung sinnvoll sein.

1.2.3.4. PSA-Kinetik, altersabhängige PSA-Referenzbereiche und PSA-Subfraktionen

Bereits früh wurden zahlreiche weitere PSA-basierte Parameter zur Früherkennung des Prostatakarzinoms eingeführt, um die diagnostische Aussagekraft des Gesamt-PSA-Wertes zu verbessern. Hierzu gehören die PSA-Kinetik, altersabhängige PSA-Referenzbereiche sowie PSA-Subfraktionen. Allen Parametern ist gemein, dass sie nur zu einer allenfalls geringfügigen Verbesserung der Aussagekraft des PSA-Wertes geführt haben und die Datenlage teilweise inkonsistent ist. Aufgrund fehlender prospektiver randomisierter Studien bleibt ihr Stellenwert fraglich und ihre Anwendung hat sich in der Breite nicht durchgesetzt.

Merke: Der Stellenwert von PSA-Kinetik, altersabhängige PSA-Referenzbereiche sowie PSA-Subfraktionen ist größtenteils fraglich und hat sich bisher in der Praxis nicht flächendeckend durchgesetzt.

1.2.3.4.1. PSA-Anstiegsgeschwindigkeit (PSA-Velocity)

Die Ermittlung der PSA-Anstiegsgeschwindigkeit erfordert die Bestimmung von mindestens drei PSA-Werten üblicherweise über einen Zeitraum von mindestens zwei Jahren. Es ist zu bedenken, dass je niedriger der Grenzwert gewählt wird, bereits die natürlichen Schwankungen des PSA-Wertes zu intermittierenden Überschreitungen des Grenzwertes führen können, ohne dass ein Prostatakarzinom vorliegt (Reduktion der Spezifität).

1.2.3.4.2. PSA-Verdopplungszeit (PSA-Doubling-Time, PSADT)

Die PSA-Verdopplungszeit gibt den Zeitraum an, innerhalb dessen sich der PSA-Wert verdoppelt (Angabe entweder in Jahren oder Monaten). Zur Ermittlung werden mindestens zwei PSA-Werte benötigt. Hinsichtlich der durchgängig erforderlichen gleichen Wahl des PSA-Bestimmungsverfahrens sowie der natürlichen Variabilität des PSA-Wertes gelten die gleichen Limitationen wie bei der PSA-Anstiegsgeschwindigkeit. Für die Früherkennung des Prostatakarzinoms hat die PSA-Verdopplungszeit keinerlei Bedeutung. Ihr Stellenwert liegt eher in der Therapieentscheidung bereits diagnostizierter Prostatakarzinome (Fortführung versus Abbruch einer aktiven Überwachungsstrategie) bzw. rezidivierter Prostatakarzinome (u.a. Unterscheidung eines lokalen von einem systemischen Rezidiv nach erfolgter kurativer Therapie).

1.2.3.4.3. Altersabhängige PSA-Referenzbereiche

Der PSA-Wert korreliert insgesamt sehr gut mit dem Prostatavolumen und dem Alter (Korrelationskoeffizienten r = 0,55 bzw. r = 0,43) [12]. Daher wurden von dieser Arbeitsgruppe altersabhängige Referenzbereiche des PSA-Wertes vorgeschlagen (☞ Tab. 1.4).

Alter (Jahre)	PSA-Referenzbereich (ng/ml)
40-49	0-2,5
50-59	0-3,5
60-69	0-4,5
70-79	0-6,5

Tab. 1.4: Altersabhängige Referenzbereiche des PSA-Wertes [12].

Der Ansatz altersabhängiger PSA-Referenzbereiche zielt darauf ab, durch eine Erhöhung des PSA-Grenzwertes in den höheren Altersgruppen die Anzahl falsch-positiver PSA-Befunde und damit die Anzahl unnötiger Prostatabiopsien zu reduzieren (Steigerung der Spezifität). Umgekehrt soll durch eine Absenkung des PSA-Grenzwertes in den jüngeren Altersgruppen die Sensitivität des PSA-Tests auf Kosten der Spezifität gesteigert werden. Letztlich bergen die o.g. altersabhängigen Referenzbereiche das Risiko, dass insbesondere jüngere Männer von den potentiellen Nebenwirkungen der Überdiagnostik und Übertherapie betroffen wären.

1.2.3.4.4. PSA-Dichte (PSA-Density, PSAD)

Die PSA-Dichte ist definiert als Quotient aus PSA-Wert und Prostatavolumen [13]. Vorgeschlagen wurde initial ein Grenzwert von unter 0,15 ng/ml/cm³, für den eine Reduktion unnötiger Biopsien um 50% gezeigt werden konnte. Die Sensitivität dieses Grenzwertes ist jedoch bei ultraschallbasierter Volumenbestimmung aufgrund der äußerst untersucher- und geräteabhängigen Variabilität niedrig. Mit zunehmender MRT-Diagnostik und exakteren Volumenbestimmung hat der Parameter eine höhere Bedeutung in der klinischen Routine bekommen [14].

> **Merke:** Die PSA-Dichte hat aufgrund der exakten Volumenbestimmung durch die MRT einen höheren Stellenwert bekommen und wird als klinischer Parameter zunehmend verwendet.

1.2.3.4.5. PSA-Quotient (free/total-PSA-Ratio, f/t-PSA)

Das im Serum gemessene PSA (Gesamt-PSA = tPSA) setzt sich zusammen aus komplexierten, also an Eiweißmolekülen gebundenem PSA (= cPSA) sowie freien, nicht komplexierten PSA Fraktionen (= fPSA). Der PSA-Quotient ist definiert als der Anteil der freien PSA-Fraktionen am Gesamt-PSA-Anteil und beträgt ca. 10-30%. Die diagnostische Wertigkeit des Quotienten beruht darauf, dass Männer mit Prostatakarzinomen im Serum häufiger einen geringeren Anteil des freien PSA im Verhältnis zum Gesamt-PSA aufweisen. Bei Männern mit unauffälliger DRU und einem PSA-Wert im "Graubereich" (4-10 ng/ml) ist bei einem PSA-Quotienten unter 25% die Sensitivität des f/t-PSA im Vergleich zum Gesamt-PSA nur geringfügig reduziert (95% der Sensitivität des Gesamt-PSA), die Spezifität aber erhöht [15]. Daraus resultiert eine 20%ige Reduktion unnötiger Biopsien. Von allen PSA-basierten Parametern ist der PSA-Quotient derjenige, der in der klinischen Routine eine weitere Verbreitung gefunden hat. Limitierend bei der Interpretation sind jedoch präanalytische Faktoren. Die freien PSA-Fraktionen weisen selbst bei Temperaturen von 4 °C eine Instabilität auf, die eine schwer abschätzbare Störgröße darstellt. Schließlich kann auch der PSA-Quotient nicht zwischen klinisch signifikanten und insignifikanten Prostatakarzinomen diskriminieren.

1.2.4. Transrektale Ultraschallbiopsie der Prostata (TRUS-PE)

Nach der aktuellen gültigen Version der "Interdisziplinären Leitlinie der Qualität S3 zur Früherkennung, Diagnose und Therapie der verschiedenen Stadien des Prostatakarzinoms" [16] erstellt unter Federführung der Deutschen Gesellschaft für Urologie besteht in folgenden Fällen eine Indikation zur Prostatabiopsie (Erstbiopsie):

- kontrollierter PSA-Wert von ≥4 ng/ml bei der erstmaligen Früherkennungskonsultation
- karzinomverdächtiges Ergebnis bei der digital-rektalen Untersuchung
- auffälliger PSA-Anstieg (ohne Wechsel des Bestimmungsverfahrens (bei jüngeren Patienten kann individuell auch bei niedrigeren PSA-Werten eine Biopsie-Indikation gestellt werden)

Andere Leitlinien empfehlen hingegen keinen exakten Grenzwert des PSA-Wertes bei der Erstbestimmung (z.B. EAU-Leitlinie) oder gar einen Grenzwert von 3 ng/ml (NCCN-Leitlinie). Aufgrund der Problematik der Überdiagnose und Übertherapie beim Prostatakarzinom sollten die Co-Morbiditäten des Patienten bei der Indikationsstellung berücksichtigt werden und eine Prostatabiopsie nur bei einer mutmaßlichen Lebenserwartung von mindestens 10 Jahren erfolgen.

Insbesondere bei der Erstbiopsie stellt die TRUS-gesteuerte Biopsie von transrektal das Standardverfahren dar. Daneben bevorzugen einige Autoren u.a. wegen steigender Infektionsraten mit multiresistenten Darmbakterien nach transrektaler Biopsie auch den transperinealen Zugangsweg. Prospektiv randomisierte Studien konnten zeigen, dass sich bei der Erstbiopsie die Detektionsraten von transrektaler (Detektionsrate 48-53%) und transperinealer Biopsie (Detektionsrate 42-47%) nicht unterscheiden. Die transrektale TRUS-gesteuerte Prostatabiopsie wird nach antibiotischer Prophylaxe in Lokalanästhesie (periprostatischer Nervblock) als ambulanter Eingriff durchgeführt. Die TRUS-gesteuerte Biopsie erfolgt als sogenannte systematische Biopsie. Hierbei werden mehrere Biopsiezylinder aus der peripheren Zone im Bereich der Basis, Mitte und Apex beider Prostata-Lappen entnommen. Die Detektionsrate der systematischen Biopsie korreliert mit der Anzahl entnommener Biopsiezylinder. Aktuell werden von den meisten Leitlinien bei der Erstbiopsie 10-12 Biopsiezylinder als optimal empfohlen. Eine darüberhinausgehende Anzahl von Biopsiezylindern erbringt im Verhältnis zur Komplikationsrate keinen relevanten Zusatznutzen [17]. Die bis vor einigen Jahren durchgeführte Sextantenbiopsie gilt mittlerweile als obsolet. Da die Detektionsrate bei vorgegebener Zylinderzahl auch vom individuellen Prostatavolumen abhängt, haben einige Autoren Biopsieschemata vorgeschlagen, die das Prostatavolumen berücksichtigen. Die zusätzliche Entnahme von Biopsiezylindern aus tastsuspekten oder sonographisch suspekten Arealen kann erfolgen. Die Detektionsraten der systematischen TRUS-gesteuerten Biopsie liegen bei der Erstbiopsie üblicherweise in einem Bereich von 30-50% [18]. Erfolgt vor der Erstbiopsie eine MRT der Prostata, so wird aktuell auch im Falle einer gezielten MRT-gesteuerten Biopsie die zusätzliche systematische TRUS-gesteuerte Prostatabiopsie empfohlen. Höhergradige Komplikationen der TRUS-gesteuerten Prostatabiopsie sind unter Beachtung der Kontraindikationen sowie Durchführung einer antibiotischen Prophylaxe im Allgemeinen sehr niedrig (☞ Tab. 1.5).

Komplikation	Rate (in %)
Hämatospermie	37
Hämaturie länger als 1 Tag	15
Rektale Blutungen unter 2 Tage	2,2
Prostatitis	1
Fieber über 38,5°C	0,8
Epididymitis	0,7
Rektale Blutungen über 2 Tage mit/ ohne chirurgische Intervention	0,7
Harnverhalt	0,2
Andere Komplikationen mit Hospitalisierung	0,3

Tab. 1.5: Komplikationsrate der TRUS-gesteuerten Prostatabiopsie [19].

Da die systematische TRUS-gesteuerte Biopsie ungerichtet ist und sich auf die posterioren Anteile der peripheren Zone beschränkt, kann bei einem Patienten trotz negativer Biopsie dennoch ein Prostatakarzinom vorliegen; entweder, weil es zufällig nicht getroffen wurde, oder aber, weil es in den anterioren Arealen der Prostata gelegen ist.

Von der aktuellen S3-Leitlinie Prostatakarzinom wird bei folgenden Konstellationen eine transrektale Ultraschallbiopsie (TRUS-PE); Wiederholungsbiopsie innerhalb von 6 Monaten empfohlen [16]:

- Nachweis einer ausgedehnten *high-grade* PIN (prostatische intraepitheliale Neoplasie) (in mindestens 4 Biopsiezylindern)
- Nachweis einer *atypical small acinar proliferation* (ASAP)
- suspekter PSA-Wert bzw. PSA-Verlauf
- Nachweis eines isolierten intraduktalen Karzinoms der Prostata (IDC-P)

Diese Empfehlungen beruhen auf der Tatsache, dass Patienten mit einer ausgedehnten *high-grade*-PIN oder einer ASAP in der Erstbiopsie in bis zu 50% ein Prostatakarzinom bei der Wiederholungsbiopsie aufweisen. Beim Nachweis beider Veränderungen kann das Risiko eines Karzinoms bei der Wiederholungsbiopsie noch höher liegen. Die Form der Wiederholungsbiopsie ist ebenso wie die Indikationsstellung nicht einheitlich geregelt. Während einige Autoren wie bei der Erstbiopsie 10-12 Biopsiezylinder unter Einbeziehung der Transitionalzone präferieren, werden von anderen Autoren Saturationsbiopsien empfohlen. Hierunter versteht man in der Regel Biopsien mit Entnahme von mindestens 20 Biopsiezylindern. Teilweise wurden Schemata mit mehr als 100 Biopsiezylindern beschrieben. Insbesondere bei den Saturationsbiopsien kommt der transperineale Zugangsweg häufiger zur Anwendung, da anteriore Prostataareale sowie die Apexregion besser erreicht werden können. Eine Metaanalyse zeigt letztlich jedoch auch für die Saturationsbiopsie keinen signifikanten Unterschied bei den Detektionsraten in Abhängigkeit vom Zugangsweg (transrektal 30%, transperineal 37%) [20].

Relevante Nachteile der Saturationsbiopsien stellen die in der Regel erforderliche Allgemeinanästhesie sowie die höhere Komplikationsrate dar. Ungeachtet der hohen Detektionsraten kann auch nach mehreren negativen Wiederholungsbiopsien ein klinisch signifikantes Prostatakarzinom nicht mit absoluter Sicherheit ausgeschlossen werden. So kann bei Patienten mit negativer Erstbiopsie und zwei negativen Saturationsbiopsien die dritte Saturationsbiopsie noch in 14% ein Prostatakarzinom nachweisen. Der Anteil klinisch signifikanter Prostatakarzinome wird hierbei mit fast 70% angegeben [21].

Merke:

- Aktuell wird von den meisten Leitlinien in der Erstbiopsie der Prostata die transrektale Entnahme von 10-12 systematischen Biopsiezylindern (TRUS-PE) empfohlen. Es besteht jedoch die Gefahr einer erhöhten Detektion niedrig-gradiger Prostatakarzinome.
- Detektionsraten der systematischen TRUS-gesteuerten Biopsie fallen mit zunehmender Anzahl vorheriger negativer Biopsien deutlich ab.

1.3. Moderne Ultraschall-basierte Verfahren

Die neueren Ultraschall-basierten Verfahren zur Diagnostik des Prostatakarzinoms verfolgen allesamt das Ziel potentielle Tumorareale innerhalb der Prostata, die der konventionelle Graustufen-Ultraschall nicht auflösen kann, zu visualisieren und somit eine gezielte Biopsie zu ermöglichen. Bisher hat jedoch keine der folgenden diagnostischen Verfahren in Form von prospektiv randomisierten Multicenter-Studien eine Überlegenheit gegenüber der systematischen TRUS-gesteuerten Prostatabiopsie nachweisen können. Aufgrund der schwachen Evidenzlage werden sie daher weder von der S3-Leitlinie Prostatakarzinom [16] noch von der EAU-Leitlinie [19] empfohlen und sind nach wie vor als experimentelle Verfahren zu werten.

Merke: Keines der neuen Ultraschall-basierten Verfahren (Elastografie, KM-Sonografie, Histoscanning, hochauflösender Mikro-Ultraschall) konnte bisher eine Überlegenheit gegenüber der systematischen TRUS-gesteuerten Prostatabiopsie nachweisen.

1.3.1. Elastografie

Das Prinzip der Elastografie wurde bereits Anfang der 1990er Jahre beschrieben und beruht auf der unterschiedlichen Gewebselastizität von tumorösem und benignem Gewebe. Karzinomgewebe zeichnet sich hierbei im Gegensatz zu normalem Gewebe aufgrund der höheren Zelldichte durch eine derbere Gewebskonsistenz aus. Es werden zwei Untersuchungstechniken unterschieden, die mechanische Kompressions-Elastografie *(strain elastography)* und die Scherwellen-Elastografie *(shear wave elastography)*. Bei letzterer ist eine manuelle Kompression der Prostata nicht erforderlich. Bei beiden kann eine farbkodierte Darstellung der Prostata erfolgen [22]. Nachteile der Elastografie sind die auffallend lange Lernkurve und Untersucherabhängigkeit. Benigne Veränderungen der Prostata wie Prostatitis, Fibrosen und BPH können ebenfalls mit einer erhöhten Gewebssteifigkeit einhergehen und zu falsch positiver Bewertung führen. Umgekehrt können aber auch insbesondere niedriggradige Karzinomherde durch einen Mix aus Tumorgewebe und normalem Gewebe insgesamt eine weiche Konsistenz aufweisen und als falsch negativ beurteilt werden.

Aufgrund der Limitationen sowie der widersprüchlichen Daten in der Literatur sollte die Elastografie bzw. die gezielte Elastografie-Biopsie lediglich als ergänzende Methode zur Anwendung kommen. Die kann den Goldstandard der systematischen TRUS-gesteuerten Biopsie nach wie vor nicht ersetzen.

1.3.2. Kontrastmittel-verstärkter Ultraschall (CEUS)

Tumoren zeichnen sich üblicherweise durch eine verstärkte Angiogenese und damit durch eine erhöhte Dichte von Mikrogefäßen aus. Der daraus resultierende vermehrte Blutfluss im Gewebe kann durch den Einsatz des kontrastmittelverstärkter Ultraschall (CEUS) visualisiert und damit die Durchführung gezielter Biopsien ermöglicht werden. Vergleichbar der Studienlage zur Elastografie wurde die gezielte CEUS-Biopsie in mehreren Studien kombiniert mit der systematischen TRUS-Biopsie im selben Patienten untersucht und zeigte zum Teil kontroverse Ergebnisse [23, 24]. In Zusammenschau der bis dato veröffentlichten Daten kann der Einsatz einer gezielten Kontrastmittelverstärkten Ultraschallbiopsie lediglich als ergänzende Untersuchungstechnik empfohlen werden.

1.3.2.1. Histoscanning

Beim HistoScanning™ (Advanced Medical Diagnostics, AMD, Waterloo, Belgien) handelt es sich um eine 2008 erstmals eingeführte computergestützte Auswertung von Ultraschall-Rohdaten. Über Algorithmen erfolgt hierbei eine Analyse der zurückgesendeten Ultraschallwellen bevor diese in das konventionelle Graustufen-Ultraschallbild umgesetzt werden. Die Evidenzlage für das Histoscanning ist insgesamt am schwächsten und die zuletzt publizierten Daten enttäuschend [25]. Die Methode kann daher für die Verwendung in der klinischen Routine nicht empfohlen werden und ihr Einsatz sollte nur in Studien erfolgen.

1.3.3. Hochauflösender Mikro-Ultraschall

Der hochauflösende Mikro-Ultraschall stellt die jüngste Entwicklung des Graustufen-Ultraschalls dar [26]. Dabei kommen Ultraschallköpfe mit einer Frequenz von 29 MHz zum Einsatz. Hierdurch wird eine hohe Auflösung im Bereich von 70 µm erzielt, so dass die Anatomie der Drüsengänge dargestellt werden kann. Erste vergleichende Studien zum Vergleich von gezielten Prostatabiopsien mit dem hochauflösenden Mikro-Ultraschall zur MRT-gesteuerten Prostatabiopsie zeigen vergleichbare Ergebnisse. Weitere prospektive Studien sind jedoch notwendig um den Stellenwert dieser noch sehr jungen Technik abschließend beurteilen zu können.

1.4. Literatur

1. Ferlay J, Ervik M, Lam F, Colombet M, Mery L, Piñeros M, Znaor A, Soerjomataram I, Bray F (2018). Global Cancer Observatory: Cancer Today. Lyon, France: International Agency for Research on Cancer. Available from: https://gco.iarc.fr/today, accessed [01 April 2020].

2. Ploussard G, Epstein JI, Montironi R, et al. The contemporary concept of significant versus insignificant prostate cancer. Eur Urol 2011; 60:291-303.

3. Mistry K, Cable G, Meta-analysis of prostate-specific antigen and digital rectal examination as screening tests for prostate carcinoma. J Am Board Fam Pract 2003; 16:95-101.

4. Heijmink SW, van Moerkerk H, Kiemeney LA, et al. A comparison of the diagnostic performance of systematic versus ultrasound-guided biopsies of prostate cancer. Eur Radiol 2006; 16:927-38.

5. Pashayan N, Duffy SW, Pharoah P, et al. Mean sojourn time, overdiagnosis, and reduction in advanced stage prostate cancer due to screening with PSA: implications of sojourn time on screening. Br J Cancer 2009; 100: 1198-204.

6. Catalona WJ, Smith DS, Ratliff TL, et al. Measurement of prostate-specific antigen in serum as a screening test for prostate cancer. N Engl J Med 1991; 324:1156-61.

7. Antenor JA, Han M, Roehl KA, et al. Relationship between initial prostate specific antigen level and subsequent prostate cancer detection in a longitudinal screening study. J Urol 2004; 172:90-3.

8. Thompson IM, Pauler DK, Goodman PJ, et al. Prevalence of prostate cancer among men with a prostate-specific antigen level < or =4.0 ng per milliliter. N Engl J Med 2004; 350:2239-46.

9. Schröder FH, Hugosson J, Roobol MJ, et al. Screening and prostate cancer mortality: results of the European Randomised Study of Screening for Prostate Cancer (ERSPC) at 13 years of follow-up. The Lancet 2014; 384:2027-35.

10. Hugosson J, Roobol MJ, Månsson M, et al. A 16-yr Follow-up of the European Randomized study of Screening for Prostate Cancer. Eur Urol 2019 Jul;76(1):43-51

11. Andriole GL, Crawford ED, Grubb RL 3rd, et al. Prostate cancer screening in the randomized Prostate, Lung, Colorectal, and Ovarian Cancer Screening Trial: mortality results after 13 years of follow-up. J Natl Cancer Inst 2012; 104:125-32.

12. Oesterling JE, Jacobsen SJ, Chute CG, et al. Serum prostate-specific antigen in a community-based population of healthy men. Establishment of age-specific reference ranges. JAMA 1993; 270:860-4.

13. Benson MC, Whang IS, Olsson CA, et al. The use of prostate specific antigen density to enhance the predictive value of intermediate levels of serum prostate specific antigen. J Urol 1992; 147:817-21.

14. Distler FA, Radtke JP, Bonekamp D, et al. The Value of PSA Density in Combination with PI-RADS™ for the Accuracy of Prostate Cancer Prediction. J Urol 2017; 198:575-582.

15. Catalona WJ, Partin AW, Slawin KM, et al. Use of the percentage of free prostate-specific antigen to enhance differentiation of prostate cancer from benign prostatic disease: a prospective multicenter clinical trial. JAMA 1998; 279:1542-7.

16. Leitlinienprogramm Onkologie (Deutsche Krebsgesellschaft, Deutsche Krebshilfe, AWMF): Interdisziplinäre Leitlinie der Qualität S3 zur Früherkennung, Diagnose und Therapie der verschiedenen Stadien des Pro-

statakarzinoms, Langversion 5.1, 2019,AWMF Registernummer: 043/022OL, http://www.leitlinienprogramm-onkolo-gie.de/leitlinien/prostatakarzinom/

17. Eichler K, Hempel S, Wilby J, et al. Diagnostic value of systematic biopsy methods in the investigation of prostate cancer: a systematic review. J Urol 2006; 175: 1605-12.

18. Cormio L, Scattoni V, Lorusso F, et al. Prostate cancer detection rates in different biopsy schemes. Which cores for which patients? World J Urol 2014; 32:341-6.

19. Mottet N, Bellmunt J, Briers E, Bolla M, Bourke L, Cornford P, De Santis M, Henry A, Joniau S, Lam T, Mason M.D, Van den Poel H, Van den Kwast TH, Rouvière O, Wiegel T; members of the EAU – ESTRO – ESUR –SIOG Prostate Cancer Guidelines Panel. EAU – ESTRO – ESUR – SIOG Guidelines on Prostate Cancer. Edn. presented at the EAU Annual Congress Copenhagen 2018. 978-94-92671-02-8. Publisher: EAU Guidelines Office. Place published: Arnhem, The Netherlands.

20. Nelson AW, Harvey RC, Parker RA, et al. Repeat prostate biopsy strategies after initial negative biopsy: meta-regression comparing cancer detection of transperineal, transrectal saturation and MRI guided biopsy. PLoS One 2013; 8:e57480.

21. Campos-Fernandes JL, Bastien L, Nicolaiew N, et al. Prostate cancer detectionrate in patients with repeated extended 21-sample needle biopsy. Eur Urol 2009; 55: 600-6.

22. Junker D, De Zordo T, Quentin M, et al. Real-time elastography of the prostate. Biomed Res Int 2014: 180804.

23. Pelzer A, Bektic J, Berger AP, et al. Prostate cancer detection in men with prostate specific antigen 4 to 10 ng/ml using a combined approach of contrast enhanced color Doppler targeted and systematic biopsy. J Urol 2005; 173(6):1926-9.

24. Taymoorian K, Thomas A, Slowinski T, et al. Transrectal broadband-Doppler sonography with intravenous contrast medium administration for prostate imaging and biopsy in men with an elevated PSA value and previous negative biopsies. Anticancer Res 2007; 27(6C): 4315-20.

25. Javed S, Chadwick E, Edwards AA, et al. Does prostate HistoScanning™ play a role in detecting prostate cancer in routine clinical practice? Results from three independent studies. BJU Int 2014; 114(4):541-8.

26. Lughezzani G, Saita A, Lazzeri M et al. Comparison of the Diagnostic Accuracy of Micro-ultrasound and Magnetic Resonance Imaging/Ultrasound Fusion Targeted Biopsies for the Diagnosis of Clinically Significant Prostate Cancer. Eur Urol Oncol. 2019 May;2(3):329-332.

Pathologie des Prostatakarzinoms

2. Pathologie des Prostatakarzinoms

Die histologische Sicherung eines Adenokarzinoms der Prostata ist die medico-legale Basis jeder Tumortherapieplanung und daher von besonderer Bedeutung. Die histologische Diagnose des Prostatakarzinoms beruht auf architekturellen und zytologischen Kriterien und erfordert zusätzlich den Nachweis eines Basalzellverlustes [1]. Normales Drüsenparenchym zeigt dreidimensional eine baumartige Verzweigung, welches sich auch im histologischen Schnittpräparat als sogenannte lobuläre Architektur nachweisen lässt. In Tumoren sind die Zellkerne vergrößert, haben Auffälligkeiten des Chromatins und häufig prominente Nukleolen. Die Basalzelllage, Kennzeichen aller physiologischen Prostatadrüsen, fehlt im invasiven Karzinom, ist allerdings manchmal ohne Einsatz der Immunhistochemie nicht zuverlässig zu beurteilen. Diese Majorkriterien des sogenannten azinären Adenokarzinoms der Prostata, welches der häufigste Adenokarzinomtyp des Prostatakarzinoms ist, wurden bereits 1953 von Totten et al. beschrieben [2]. Neben diesen Majorkriterien gibt es eine Reihe von Minorkriterien, welche in der Diagnostik eine gewisse Rolle spielen: Farbe des Zytoplasmas, Schrumpfspaltartefakte, der Nachweis kristalloider oder amorpher eosinophiler Proteinpräzipitate, Form der luminalen Kante, die Lagerung der Zellkerne zueinander und anderes (☞ Abb. 2.1) [3].

Die Diagnose eines Prostatakarzinoms kann insbesondere am Stanzbiopsat und bei Vorliegen kleiner Läsionen schwierig sein. Es gibt eine Reihe von Karzinom-Nachahmerläsionen (englisch: *mimics*), bei welchen einige, aber nicht alle Kriterien für eine Karzinomdiagnose erfüllt sind und welche somit zu einer falsch-positiven Karzinomdiagnose führen können [4]. Hier hilft häufig die Immunhistochemie oder eine konsiliar-pathologische Beratung in einem Referenzzentrum [5, 6].

Merke: Die histopathologische Sicherung eines Prostatakarzinoms ist auch heute Grundlage für das nachfolgende therapeutische Konzept.

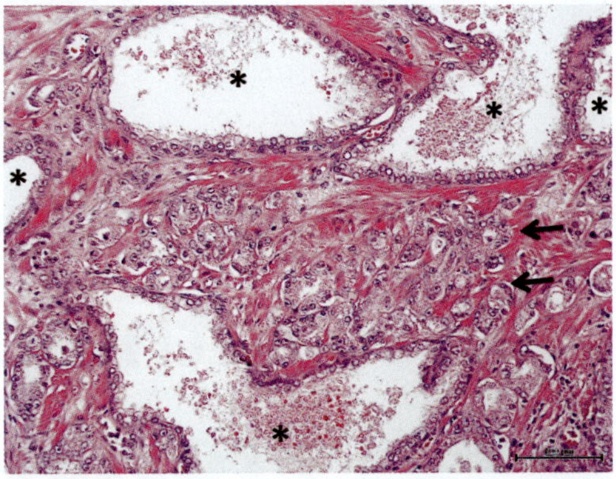

Abb. 2.1: Typisches Beispiel eines invasiven azinären Adenokarzinoms, Hämatoxylin-Eosin-Färbung (HE). Infiltrativ gelagerte, kleine und eher unscheinbare Drüsen des Karzinoms, die sich straßenartig (Pfeile) durch die ober- und unterhalb gelagerten Drüsen des normalen Drüsengewebes (Sterne) hindurchschieben.

2.1. Entnahme, Fixierung und Versand von Stanzbiopsien der Prostata

Auf dem Einsendeschein sollten tumorrelevante Informationen vermerkt werden:

- Was begründet die Stanzbiopsie?
- Wie hoch ist der PSA-Wert (ggf. PSA-Dichte)?
- Tastbefund?
- Gibt es einen mpMRT-Befund?
- PI-RADS-Klassifikation?
- Lokalisation?

Ganz wichtig sind auch Angaben zur Vorgeschichte wie etwa vorangegangene Biopsien und deren Ergebnisse oder Angaben zu einer etwaigen antiandrogenen Therapie. Idealerweise werden alle Stanzbiopsate nach Lokalisation separiert fixiert und verschickt, da zusammenliegende Stanzzylinder beim Versand brechen könnten, welches die Interpretation der Ergebnisse erschweren könnte. Lediglich Stanzbiopsate, welche beispielsweise aus einem mpMRT-lokalisierten Areal entnommen wurden, dürfen gepoolt übersandt werden und werden dann auch gepoolt befundet. Sobald die Proben in gepuffertem Formalin (4%) liegen, verändert sich das Gewebe praktisch nicht mehr und es kann auch bei Raumtemperatur über den gewöhnlichen Postweg verschickt werden. Vielen Urologen und auch Radiologen hat sich die Einbettung der Stanzzylinder in sogenannten Einbettkassetten, wie sie von den Pathologien zur Entwässerung des Gewebes verwendet werden, bewährt [7, 8]. Dies sichert eine gestreckte Fixation der zarten Stanzzylinder und erleichtert den Pathologielaboren die Arbeit. Auch kommen Frakturierungen der Stanzzylinder so seltener vor.

Merke: Der Pathologe profitiert von klinischen Informationen: PSA-Wert, Ergebnis des Tastbefundes, mpMRT-Befund, Angaben zur Vortherapie (wichtig: antiandrogene Therapie) und bereits bekannte Erkrankungen des Urogenitaltraktes.

2.2. Mikroskopischer Befund

Da Stanzbiopsate eine verhältnismäßig invasive Form der Diagnostik darstellen, sollte alles getan werden, um die maximale diagnostische und prognostische Information aus dem Gewebe zu extrahieren [9, 10]. Im mikroskopischen Befund der Pathologie sollte einleitend ein Statement zur Repräsentativität des Stanzbiopsates abgegeben werden, ob tatsächlich parenchymatöses Gewebe erfasst ist oder nur periprostatisches Weichgewebe. Diese wichtige Rückmeldung erlaubt dem Biopseur prospektiv seine Stanztechnik zu verbessern. Stanzbiopsate sollten möglichst detailliert und einzeln, zumindest lokalisationsweise, beurteilt werden [11]. Zusammenfassende Diagnosen, welche präzisere Ausdehnungsangaben vermissen lassen (beispielsweise: "1.-12. Prostatastanzbiopsate, beidseits, mit multifokalen Infiltraten eines azinären Adenokarzinoms, Gleason-Score 3 + 4 = 7") sind suboptimal, da gegebenenfalls Information verloren geht. Denkbar ist ja, dass sich die Graduierung und auch die Tumorausdehnung in den Biopsaten der linken und der rechten Seite unterscheiden. Dies könnte Konsequenzen für die Therapieplanung haben. Es gibt aber auch Pathologen, welche bewusst eine zusammenfassende Gleason-Graduierung für den gesamten Fall vornehmen, die sogenannte globale Graduierung, um dem Kliniker die Auseinandersetzung mit unterschiedlichen Gleason-Scores in verschiedenen Lokalisationen zu ersparen. Da jedoch im Stanzbiopsat ohne bildgebende Information nicht entscheiden werden kann, ob alle karzinompositiven Stanzen auch wirklich zum gleichen Tumor gehören (welches eine globale Graduierung allerdings rechtfertigen würde), ist dieses Vorgehen nicht zu empfehlen. Auch in anderen Organen werden multifokale, morphologisch heterogene Tumoren nicht zusammenfassend graduiert. Allein Stanzbiopsate, welche bildgebend als der gleichen Läsion zugehörig definiert werden können, dürfen und sollten in der Graduierung zusammengefasst werden, dies war bei der letzten Konsenskonferenz der Internationalen Gesellschaft für Urologische Pathologie (ISUP) in Nizza 2019 so konsentiert worden [56].

Die Graduierung nach Gleason sollte nach der derzeit gültigen Version der WHO 2016 vorgenommen werden, welche in weiten Zügen mit den Empfehlungen der ISUP aus dem Jahr 2014 übereinstimmt [12, 13]. Benigne Befunde, welche radiologisch jedoch auffällig gewesen waren (PI-RADS = 3) sollten in der Diagnose präziser beschrieben werden, um dem Radiologen eine Korrelation zu ermöglichen, auch dies wurde bei der ISUP-Konferenz 2019 konsentiert. In transurethralen Resektaten (TUR-P) sollte das Ausmaß einer Karzinominfiltration prozentual angegeben werden, zusätzlich der Gleason-Score. Bei radikalen Prostatektomiepräparaten, welche idealerweise vollständig aufgearbeitet werden, sollten neben einer WHO- und UICC/TNM-bezogenen Diagnostik auch ein Gleason-Score nach aktueller WHO-Klassifikation sowie Angaben zur Tumorgröße und -lokalisation vergeben werden [14, 15].

Ein differenzierter, vollständiger Pathologiebericht von Stanzbiopsaten beschreibt lokalisationsweise Ausdehnung und Gleason-Score jedes Karzinomherdes. Bei Diagnose eines Gleason-Scores von 7 (3 + 4 oder 4 + 3) ergänzt eine prozentuale Angabe des Gleason-Musters 4 den Bericht sinnvoll und hilft bei der prognostischen Einordnung. Beispielsweise würde ein Patient mit einem kleinen Karzinom mit einem Gleason-Score von 3 + 4 = 7 mit 5% Gleason-Muster 4 vielleicht noch ein vorerst abwartendes Vorgehen erwägen, was er bei 45% Gleason-Muster 4 sicherlich nicht täte – formal wäre der Gleason-Score in beiden Fällen aber gleich. Auch kann das Gleason-Muster 4 noch weiter differenziert werden, da cribriforme Drüsen eine offenbar besonders ungünstige Prognose anzeigen, weshalb manche Pathologen sie in ihrem Bericht vermerken [16, 17]. Ein routinemäßiger

Einsatz der Immunhistochemie zur Darstellung der Basalzellen (z.B. durch p40, p63, CK5/6 oder CK34BE12) ist bei gewöhnlichen Karzinomfällen nicht notwendig. Zur Sicherung der Dignität bei sehr kleinen Foci oder zur Abgrenzung von sogenannten Nachahmerläsionen (z.B. Adenose, partiale Atrophie) ist aber die Immunhistochemie, speziell ein Basalzellmarker in Kombination mit AMACR (in vielen Prostatakarzinomen überexprimiert), sehr hilfreich [18]. Auch bei der Differenzierung von Metastasen bei unbekanntem Primärtumor ist natürlich die Immunhistochemie wertvoll und setzt dann, je nach klinischer Differenzialdiagnose, ein breiteres Spektrum von Markern ein. Typische Positiv-Marker für ein Prostatakarzinom sind PSA und NKX3.1, auch der Androgenrezeptor wird gerne eingesetzt, obwohl er auch von anderen Neoplasien exprimiert werden kann [19].

Merke: Stanzbiopsien sind eine verhältnismäßig invasive Form der Diagnostik und sollten deshalb pathologisch möglichst maximale Informationen aus dem Gewebe liefern.

2.3. Graduierung des Prostatakarzinoms

Da die Morphologie des Prostatakarzinoms außerordentlich vielgestaltig ist, hatte es im letzten Jahrhundert eine Weile gedauert, bis sich ein universell akzeptiertes Graduierungssystem etablieren konnte. Das 1966 von Donald Gleason publizierte Graduierungssystem beruht allein auf architekturellen Veränderungen und ignoriert Charakteristika, die bei anderen Tumoren eine Rolle spielen, wie etwa die Zytologie, Zahl der Mitosen, Nekrosen etc., vollkommen [20]. Auch geht das Gleason-Graduierungssystem grundsätzlich von der Pluriformität, also der morphologischen Heterogeneität des Prostatakarzinoms aus und lässt in seiner Urfassung zwei verschieden differenzierte Anteile zu, welche ihrer Häufigkeit folgend aufgezählt bzw. addiert werden. Dr. Gleason erstellte nach Inspektion einer großen Serie von Prostatakarzinomen ein Schema fortschreitender Tumordedifferenzierung, welches von gering atypischen, beinahe an Normalgewebe erinnernden Drüsen über infiltrative separierte, dann miteinander fusionierende Drüsen bis hin zum vollständigen Verlust drüsiger Differenzierung das gesamte Spektrum der Formenvielfalt des Prostatakarzinoms abbildet. Dieses Spektrum wurde von ihm durch willkürliche Setzung von Grenzwerten in fünf Kategorien unterteilt, welche als *Gleason-Muster* bezeichnet werden. Der *Gleason-Score* bildet sich aus der Summe des häufigsten Musters und des zweithäufigsten Musters. In der ursprünglichen Fassung von 1966 spielten Detailfragen wie etwa untergeordnete dritte Muster noch keine Rolle. Diese Fragen wurden mit der weiteren Verbreitung der stanzbioptischen Diagnostik jedoch relevant und von der ISUP in den Konsenskonferenzen 2005, 2014 und 2019 aufgegriffen und bearbeitet (☞ Abb. 2.2) [12, 21, 22]. Die 2005 eingeführte Regel, bei Vorliegen dreier unterschiedlicher Gleason-Muster im Stanzbiopsat das häufigste und das aggressivste Muster zum Gleason-Score zusammenzuführen ("*the most plus the worst*"), gilt bis heute, aber nur, wenn auch tatsächlich drei unterschiedliche Muster vorliegen. Dies hat gerade im deutschen Sprachraum wiederholt zu Konfusion geführt. Die Regeln der Gleason-Graduierung unterscheiden sich ein wenig zwischen Prostatektomiepräparat und Stanzbiopsat [12, 22]. Ein wesentlicher Unterschied liegt in der Bedeutung kleinerer Anteile höhergradiger Gleason-Muster. Liegen in einem Stanzbiopsat in einem Karzinomherd drei verschiedene Muster vor, beispielsweise 60% Gleason-Muster 3, 37% Gleason-Muster 4 und 3% Gleason-Muster 5, würde dies zu einem Gleason-Score von 3 + 5 = 8 führen. Die dahinterstehende Annahme, dass aufgrund der fraglichen Repräsentativität von Stanzbiopsaten auch kleine, akzidentell erfasste Anteile höherer Gleason-Muster im Organ ausgedehnter nachzuweisen seien, ist strenggenommen bis heute nicht belegt. Auch stammt diese "the most plus the worst"-Regel aus der prä-MRT-Zeit. Es ist daher anzunehmen, dass sich das Regelwerk zum Gleason-Score in den kommenden Jahren noch verfeinern wird. Dieselbe Gleasonmuster-Konstellation (60% GP3, 37% GP4, 3% GP5) würde im Prostatektomiepräparat als Gleason-Score 3 + 4 = 7 (tertiär 5) diagnostiziert werden. *Cave*: Gemäß WHO-Modifikation würde bei mehr als 5% Tertiärmuster 5 dieses zum Sekundärgrad werden: 60% GP3, 30% GP4, 10% GP5 = Gleason-Score 3 + 5 = 8. Diese verschiedenen Regeln mit ihren diversen Ausnahmen und Interpretationsspielräumen haben zu einer gewissen

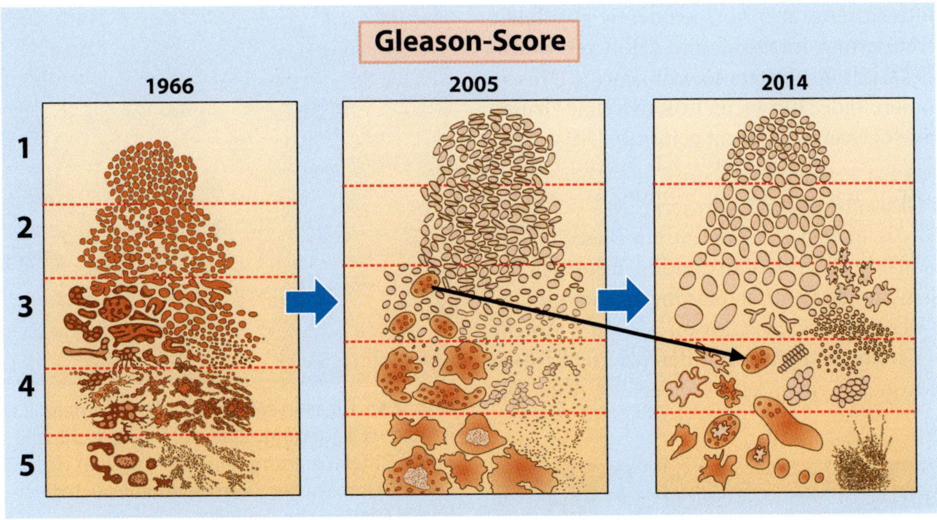

Abb. 2.2: Evolutionäre Entwicklung der Gleason-Graduierung von 1966 bis 2016. Das Grundprinzip der Kategorisierung der biologischen Differenzierungsbandbreite des Prostatakarzinoms (Gleason-Muster 1 ganz oben = sehr reif, Gleason-Muster 5 unten = sehr unreif) in fünf sogenannte Gleason-Muster ist immer beibehalten worden, inhaltlich spiegeln die Veränderungen der Muster aber den Wissenszuwachs über die prognostische Relevanz der einzelnen Komponenten wider. So sind in der aktuellen Klassifikation sog. kribriforme Drüsen vollständig dem Gleason-Muster 4 zugeordnet (schwarzer Pfeil). In der Klassifikation von 2005 wurden diese noch nach Größe und äußerer Form der Drüsen in entweder Muster 3 oder 4 kategorisiert – eine Unterscheidung, die sich in der Praxis mangels Reproduzierbarkeit nicht bewährte.

Unschärfe in der praktischen Anwendung des Gleason-Graduierungssystems geführt, und es kann sich daher lohnen, sich bei der eigenen Pathologie rückzuversichern, nach welchen Regeln gearbeitet wird. Manche Pathologen geben mittlerweile in ihren mikroskopischen Berichten genaue prozentuale Anteile der verschiedenen Gleason-Muster an, was den Befund zukunftssicher interpretierbar machen soll.

Bei der letzten WHO-Konsenskonferenz im Mai 2015 wurden auch die Gleason-Muster seltener Varianten des azinären Adenokarzinoms festgelegt [13]. Die Gleason-Muster 1 und 2 haben praktisch nur noch historische Bedeutung und spielen in unserer heutigen Diagnostik keine Rolle mehr. Dies liegt daran, dass die definierenden Kriterien dieser Gleason-Muster im Stanzbiopsat nicht beurteilt werden können, weshalb man pragmatisch in der ISUP-Konferenz 2005 alle infiltrativ gelagerten Azini der Gleason-Gruppe 3 zugeordnet hat [22] (☞ Abb. 2.3). Dies erklärt auch, weshalb der minimale Gleason-Score in einem Stanzbiopsat heute bei 6 und nicht etwa darunterliegt. Zusätzlich haben wir durch die Einführung der Immunhistochemie (Basalzelldarstellung) gelernt, dass viele der von Donald Gleason als Gleason-Score 1 + 1 diagnostizierten Karzinome mutmaßliche Karzinom-Mimics sind und beispielsweise hyperplastischen Herden oder Adenosen entsprochen haben mögen.

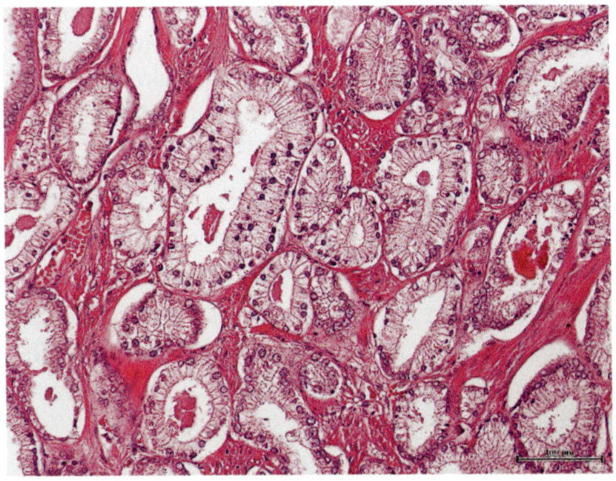

Abb. 2.3: Gleason-Muster 3. Typischer Fall eines reinen Gleason-Musters 3 mit gut umschriebenen, einreihig epithelialisierten Drüsen (Basalzellen fehlen!). Die Drüsen fusionieren nicht miteinander und sind durch mäßig viel Stroma voneinander getrennt.

Das Gleason-Muster 4 hat eine größere Variabilität und zeigt als Hauptkriterium eine zwar schlechter differenzierte, aber noch eindeutig glanduläre Differenzierung. Im Detail sind definierende Muster des Gleason-Musters 4 i. kribriforme Drüsen, ii. glomeruloide Drüsen, iii. fusionierende Drüsen und iv. sogenannte schlecht geformte Drüsen.

Gerade bei Letzteren ist jedoch die Abgrenzung zum Gleason-Muster 3 schwierig, was sich auch durch das biologische Kontinuum dieser beiden Gleason-Muster erklärt. In dreidimensionalen Rekonstruktionen von Karzinomherden konnte gezeigt werden, dass sich Gleason-Muster 4-Anteile eines Karzinoms aus besser differenzierten Drüsen des Musters 3 entwickeln können (☞ Abb. 2.4) [23].

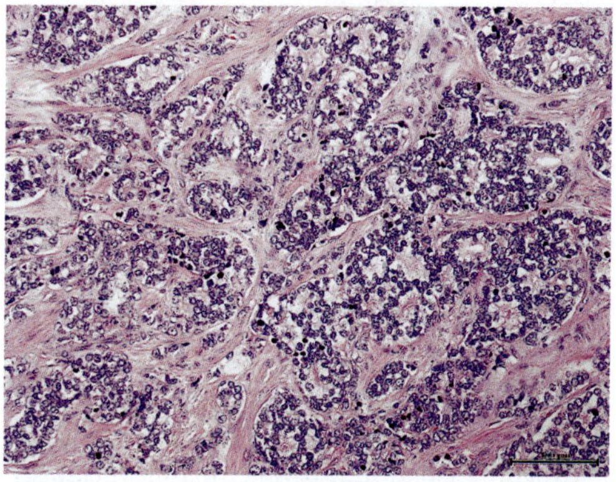

Abb. 2.4: Gleason-Muster 4. Kribriforme (lat. "siebförmige") Drüsen, die durch mehrere Lumina innerhalb eines umschreibbaren Epithelverbandes definiert sind. Kommt oft mit Muster 3 gemischt vor, hier einmal in reiner Form. Andere definierende Muster dieser Gleasonmuster-Kategorie sind glomeruloide Drüsen, miteinander fusionierende Drüsen und schlecht geformte, praktisch lumenlose Drüsen.

Das Gleason-Muster 5 impliziert den vollständigen Verlust drüsiger Differenzierung und zeigt entweder solide Tumorzellverbände mit oder ohne zentrale(r) Komedonekrose, kleinere aber solide Zellnester oder einzelzellig infiltrativ gelagerte Tumorzellen (☞ Abb. 2.5).

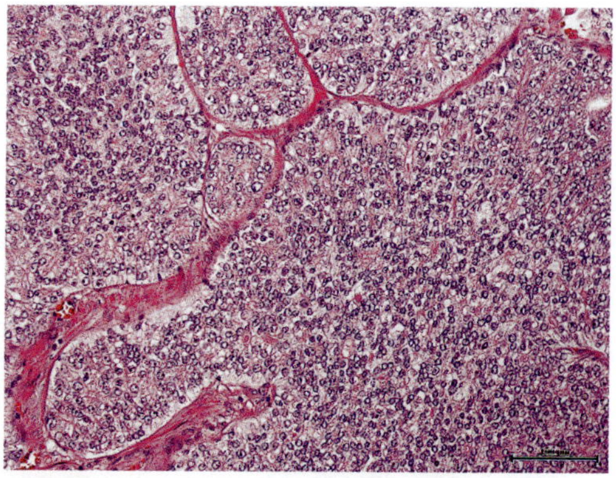

Abb. 2.5: Gleason-Muster 5. Solide Epithelmassen in infiltativer Lagerung. Eine minimale, residuelle adenoide Differenzierung (einzelne Lumina) ist zulässig. Das Gleason-Muster 5 wird alternativ auch durch infiltrative Einzelzellen definiert.

Es bleibt anzumerken, dass auch in kleineren Karzinomherden oft eine Melange verschiedener Gleason-Muster vorkommt, was zur Interobserver-Variabilität der Gleason-Graduierung beiträgt. Verschiedene Autoren haben die Fülle möglicher Gleason-Scores kategorisiert; klinisch sehr verbreitet ist z.B. die D'Amico-Einteilung (2-6 vs. 7 vs. 8-10) [24, 25]. Bei der ISUP-Konsenskonferenz 2014 wurde ein 5-stufiges System vorgestellt, welches schnell Eingang in die gängige Praxis fand und auch von der WHO 2016 empfohlen wurde (☞ Tab. 2.1) [12]. Diese Kategorien werden als *Graduierungsgruppen* (offizieller Term) oder auch als *ISUP/WHO-Grad* bezeichnet. Wichtig ist, bei der Nomenklatur die Begriffe *Gleason-Muster*, *Gleason-Score* und *Graduierungsgruppen* eindeutig zu verwenden. Eine Aussage wie: "Dies ist ein Gleason 4-Tumor" bleibt andernfalls interpretierbar und könnte einen Tumor mit einem Gleason-Score von 2 + 2 = 4, einen Tumor mit Gleason-Muster 4-Anteil oder einen Tumor mit einer Graduierungsgruppe 4 bedeuten.

Gleason-Score	ISUP-Graduierungsgruppe
2-6	1
3 + 4 = 7 (a)	2
4 + 3 = 7 (b)	3
8	4
9-10	5

Tab. 2.1: Kategorisierung der Gleason-Scores in Graduierungsgruppen (ISUP/WHO-Grad).

Merke:
- Pathologisch werden die Begriffe *Gleason-Muster*, *Gleason-Score* und *Graduierungsgruppe* unterschieden!
- Ein Gleason-Score von 3 + 3 = 6 stellt das histopathologisch niedriggradigste Prostatakarzinom dar (ISUP-Graduierungsgruppe 1).
- Wenn in einer Probe **drei** verschiedene Gleason-Muster vorliegen, unterscheiden sich die Regeln der Gleason-Graduierung nach Probenart: Im ***Stanzbiopsat*** wird dann das **häufigste** und das **aggressivste** Muster zum Gleason-Score zusammengeführt, während im ***Prostatektomiepräparat*** meist das **häufigste** und **zweithäufigste** zusammengeführt werden (es kann noch ein Tertiärgrad angegeben werden, dieser geht jedoch nicht in die Graduierungsgruppe ein).

2.4. Intraduktales Prostatakarzinom

Das intraduktale Karzinom wurde mit der WHO-Klassifikation 2016 in die Diagnostik eingeführt und impliziert eine hochgradig atypische intraduktale epitheliale Proliferation, welche weit über das gewöhnliche Maß einer *High-grade*-PIN hinausgeht [26, 27] (☞ Abb. 2.6). Das intraduktale Karzinom stellt gewissermaßen eine post-invasive Läsion dar und entsteht durch Einbruch eines Stroma-infiltrativ wachsenden Karzinoms in das präexistente Gangsystem der Prostata. Interessanterweise sind Karzinome, die diese Fähigkeit besitzen, im klinischen Verlauf etwas aggressiver als solche, welche nicht von einem intraduktalen Karzinom begleitet werden [28, 29]. Da das intraduktale Karzinom praktisch immer von einem invasiven, höhergradigen Karzinom der Prostata begleitet wird, hat man seine, auch unabhängig signifikante, prognostische Bedeutung erst spät erkannt [30, 31].

Die Diagnostik eines intraduktalen Karzinoms in Stanzbiopsaten ist bis heute kontrovers, nach derzeitiger WHO-Definition sollte das intraduktale Karzinom nicht in die Graduierung des Karzinoms eingehen, welche sich allein am invasiven Karzinom orientieren sollte. Die zweifelfreie Diagnose eines intraduktalen Karzinoms macht jedoch die Identifikation von Basalzellen und somit eine Immunhistochemie nötig, auch wurden in der der Gleason-Ära derartige Tumoranteile mutmaßlich als Teil des Gleason-Musters 5 behandelt, so dass es gute Argumente gibt, auch ohne Immunhistochemie das intraduktale Karzinom in die Graduierung einzubeziehen und entweder als Muster 4 (bei kribriformem Wachstum) oder Muster 5 (bei solidem Wachstum mit zentraler Komedonekrose) zu behandeln [32, 33]. Dies wohlgemerkt nur in Gegenwart eines ansonsten zweifelsfrei stromainvasiven Adenokarzinoms!

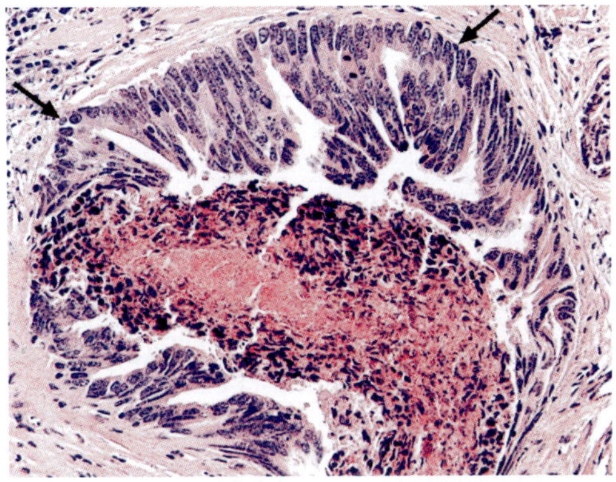

Abb. 2.6: Intraduktales Karzinom der Prostata. Intraduktale atypische Proliferate mit zentraler Komedonekrose. Die äußere Begrenzung des Ganges ist scharf und rund, es finden sich auch noch residuelle Basalzellen (schwarze Pfeile links und rechts oben).

2.5. TNM-Klassifikation

Das TNM-System der UICC kategorisiert das pT-Stadium von 1 bis 4 und den Befall lokoregionärer Lymphknoten als negativ oder positiv (pN0/pN1). Auch Fernmetastasen werden dichotom angegeben (M0, pM1) (☞ Tab. 2.2).

Merke: Prognostisch entscheidend sind die Unterscheidung von T2- und T3/4-Stadien sowie ein positiver N/M-Status.

2.6. Molekulare Klassifikation des Prostatakarzinoms

Trotz enormer Fortschritte in der molekularen Diagnostik gibt es derzeit noch keine molekulare Klassifikation des primären Prostatakarzinoms mit klinischer Relevanz. Etwa 50% der lokalisierten Prostatakarzinome tragen sogenannte genomische Umlagerungen, häufig mit ETS-Genen (am

Stadium	Beschreibung
Tx	Keine Aussage zur Ausdehnung des Primärtumors möglich
T1	Zufällig im Rahmen einer Prostataoperation wegen BPH oder erhöhter PSA-Werte gefunden (Inzidentaltumor)
T1a	Infiltrationsanteil von weniger als 5% des Gewebes
T1b	Infiltrationsanteil von mehr als 5% des Gewebes
T1c	Diagnose durch Nadelbiopsie
T2	Tumor liegt innerhalb der Prostatakapsel
T2a	Befall von weniger als 50% eines Seitenlappens
T2b	Befall von mehr als 50% eines Seitenlappens
T2c	Befall beider Seitenlappen
T3	Kapselüberschreitendes Wachstum
T3a	Kapselüberschreitung ohne Samenblaseninfiltration
T3b	Kapselüberschreitung mit Samenblaseninfiltration
T4	Infiltration in Nachbarstrukturen
Nx	Keine Aussage zu regionären Lymphknotenmetastasen möglich
N0	Keine regionären Lymphknotenmetastasen
N1	Regionäre Lymphknotenmetastasen
M0	Keine Fernmetastasen
M1	Fernmetastasen
M1a	Nicht regionäre Lymphknotenmetastasen
M1b	Knochenmetastasen
M1c	Organmetastasen

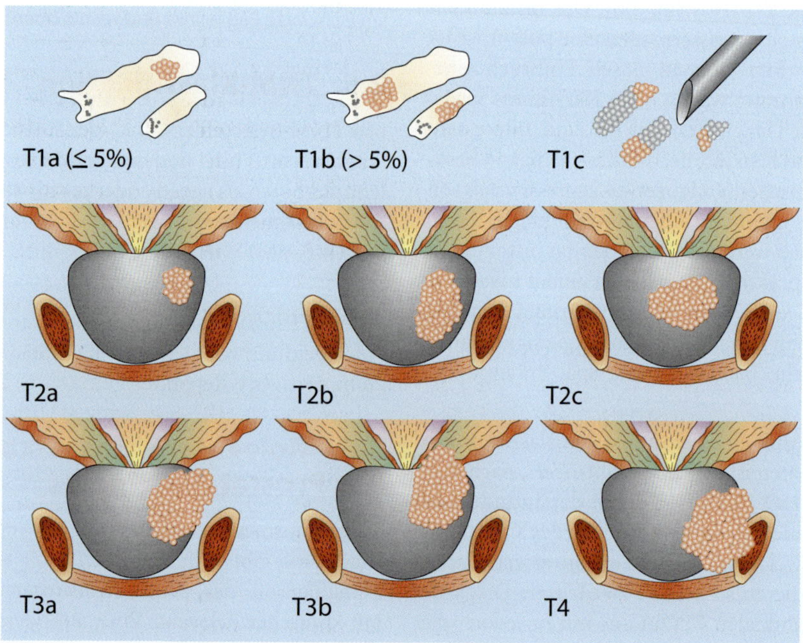

Tab. 2.2: TNM-Klassifikation. Modif. nach [57].

häufigsten TMPRSS2-ERG), in einem Drittel der Fälle finden sich PTEN-Defekte, p53-Mutationen finden sich in etwa 25% der Fälle, und eine kleine, aber offenbar distinkte Gruppe von Tumoren hat Mutationen im SPOP-Gen [34, 35]. Veränderungen des Androgenrezeptors finden sich erst in fortgeschrittenen Stadien des Prostatakarzinoms. Eine Analyse der Androgenrezeptor-Expression durch beispielsweise eine Immunhistochemie, um etwa das Ansprechen auf eine Androgenblockadetherapie vorherzusagen (häufige Frage von Patienten), ist gänzlich unnütz, da das unbehandelte, primär diagnostizierte Prostatakarzinom zunächst praktisch immer auf eine Androgenblockadetherapie anspricht [36].

2.7. Prognostische und prädiktive Biomarker des lokalisierten und fortgeschrittenen Prostatakarzinoms

Klinisch besteht häufig der Wunsch, eine präzisere Vorsage des Erkrankungsverlaufes machen zu können, als es durch die klinischen und histologischen Parameter möglich ist. Bei kleinen, gut differenzierten Adenokarzinomen stellt sich zumal bei jüngeren Patienten regelmäßig die Frage, ob durch eine Haltung des kontrollierten Abwartens (*active surveillance*) dem Patienten die Morbidität einer definitiven Therapie vorerst erspart bleiben kann [37]. Trotz der Vielzahl der für das Prostatakarzinom publizierten *prognostischen Biomarker* hat sich kein einziger in der Routinepraxis bislang durchsetzen können [38].

Die Konsenskonferenz der ISUP zu Biomarkern bei urogenitalen Tumoren im März 2019 hat nach Sichtung der vorliegenden Literatur die Anwendung des Ki-67-Index und die Untersuchung des PTEN-Status als mögliche Optionen betont [39]. Die Proliferationsfraktion (Ki-67) zeigt allerdings in anderen soliden Tumoren eine sehr starke laborabhängige Variabilität, hinzu kommt eine größere Interobserver-Variabilität, sodass an dieser Empfehlung berechtigte Zweifel bestehen dürfen [40]. Anders der PTEN-Status, welcher im Allgemeinen dichotom auszulesen ist, d. h. es gibt einen erhaltenen oder verlorenen Proteinexpressionsstatus [41]. Daher ist PTEN besonders vielversprechend und sollte in prospektiven Studien weiter analysiert werden.

Eine Alternative bilden kommerziell erhältliche Genexpressionssignaturen, welche das Problem der Normalisierung, welches bei immunhistochemischen Assays immer besteht, nicht haben. Die am häufigsten diskutierten Testsysteme, die in großen retrospektiven Studien ihre prognostische Signifikanz belegt haben, sind der Oncotype DX *prostate cancer*-Assay, der Decipher-Assay und der Prolaris-Assay [38, 39]. Problematisch könnte aber die molekulare Heterogeneität des Karzinoms sein, auch eine vergleichende Analyse in einer prospektiv randomisierten Studie steht bis dato aus [42, 43].

Das kastrationsresistente und fortgeschrittene Prostatakarzinom, welches bislang kaum durch Biopsate histologisch untersucht wurde, stellt ein großes Entwicklungsfeld für die forschende Uroonkologie dar [44, 45]. Hier bedarf es für die weitere Therapieplanung prädiktiver Biomarker, welche den Therapieerfolg einer spezifischen Therapiestrategie nahelegen. Androgenrezeptor-Splicevarianten, insbesondere Variante ARv7, sind wiederholt mit einer Resistenz gegenüber einer fortgeschrittenen antiandrogenen Therapie (z.B. Abiraterone, Enzalutamid) assoziiert worden [46, 47]. Ein seltener, aber wichtiger Mechanismus der Therapieresistenz des Prostatakarzinoms ist eine Entdifferenzierung in ein kleinzelliges Karzinom, welches in etwa 1% der Fälle beobachtet wird. Dieser Nachweis einer sogenannten Linienplastizität des Karzinoms wird letztlich über eine konventionelle Histologie geführt und meist zusätzlich immunhistochemisch (Synaptophysin/Chromogranin+, Ki-67 >50%) gestützt, erfordert aber natürlich eine Metastasenbiopsie [48]. Bei nicht-kleinzelligen Karzinomen mit einer neuroendokrinen Differenzierung ist deren Bedeutung für die weitere Therapieplanung unklar [49].

Da fortgeschrittene Prostatakarzinome mit Defekten in der DNA-Reparatur (homologe Rekombinationsdefekte, HRD) auf eine PARP-Inhibitortherapie ansprechen, sollten die Tumoren dieser Patienten sequenziert werden, da Mutationen in DNA-Reparatur-Genen (DDR; z.B. BRCA2, ATM, PALB2), prädiktive Marker dieser neuen Therapieform sind [50]. Nach bisheriger Datenlage haben ca. 20% der kastrationsresistenten Prostatakarzinome entsprechende Defekte in der DNA-Reparatur. Möglicherweise gelingt diese Analytik auch aus dem peripheren Blut (sogenannte flüssige

Biopsie, englisch *liquid biopsy*) [51]. Neuere Daten legen nahe, dass DDR-Defekte bereits im lokal begrenzten Tumorstadium nachweisbar sind und im Gegensatz zu AR-, TP53 und PTEN-Mutationen nicht erst während der Tumorprogression hinzukommen [52]. Die sogenannte Checkpoint-Blockadetherapie (z.B. anti-PD-1, anti-PD-L1, anti-CTLA4), welche in den letzten 10 Jahren als neuer immunonkologischer Ansatz die Therapie des Melanoms und des Lungenkarzinoms reformiert hat, hat beim fortgeschrittenen Prostatakarzinom bislang enttäuscht [53, 54]. Umso mehr ist der Nachweis einer Mikrosatelliten-Instabilität (MSI) für die weitere Therapieplanung von Interesse, da diese kleine Gruppe von (ca. 1-5%) Patienten praktisch immer von einer sogenannten Checkpoint-Blockadetherapie profitiert [55]. Dies kann sowohl molekularpathologisch als auch immunhistochemisch über den Nachweis der Mismatch-Reparaturproteine (MHL1, PMS2, MSH2 und MSH6) untersucht werden. In Zusammenschau dieser Entwicklungen ist davon auszugehen, dass die gezielte Biopsie auch schwierig zugänglicher Prostatakarzinommetastasen Mithilfe bildgebender Unterstützung an Bedeutung gewinnen wird.

Merke:

- Prognostische und prädiktive Biomarker sind für das primäre Karzinom bislang nicht in der Routine etabliert.
- Für das kastrationsresistente Karzinom sind DNA-Reparaturdefekte und eine Mikrosatelliteninstabilität als prädiktive Biomarker für eine PARP-Inhibition respektive eine Immuncheckpoint-Blockadetherapie in der Diskussion. Eine gezielte Biopsie von Metastasen kann deshalb sinnvoll sein.

2.8. Literatur

1. Humphrey PA. Histopathology of Prostate Cancer. Cold Spring Harbor perspectives in medicine. 2017;7 (10).

2. Totten RS, Heinemann MW, Hudson PB, Sproul EE, Stout AP. Microscopic differential diagnosis of latent carcinoma of prostate. AMA archives of pathology. 1953; 55(2):131-41.

3. Epstein JI. Diagnosis of limited adenocarcinoma of the prostate. Histopathology. 2012;60(1):28-40.

4. Srigley JR. Benign mimickers of prostatic adenocarcinoma. Modern pathology : an official journal of the United States and Canadian Academy of Pathology, Inc. 2004;17(3):328-48.

5. Herawi M, Parwani AV, Irie J, Epstein JI. Small glandular proliferations on needle biopsies: most common benign mimickers of prostatic adenocarcinoma sent in for expert second opinion. The American journal of surgical pathology. 2005;29(7):874-80.

6. Paner GP, Luthringer DJ, Amin MB. Best practice in diagnostic immunohistochemistry: prostate carcinoma and its mimics in needle core biopsies. Archives of pathology & laboratory medicine. 2008;132(9):1388-96.

7. Rogatsch H, Moser P, Volgger H, Horninger W, Bartsch G, Mikuz G, et al. Diagnostic effect of an improved preembedding method of prostate needle biopsy specimens. Human pathology. 2000;31(9):1102-7.

8. Ruschoff J, Middel P, Albers P. [Active surveillance of localized prostate cancer. Significance of prostate core needle biopsies]. Der Pathologe. 2008;29(5):339-47.

9. Streicher J, Meyerson BL, Karivedu V, Sidana A. A review of optimal prostate biopsy: indications and techniques. Therapeutic advances in urology. 2019;11: 1756287219870074.

10. Egevad L, Delahunt B, Kristiansen G, Samaratunga H, Varma M. Contemporary prognostic indicators for prostate cancer incorporating International Society of Urological Pathology recommendations. Pathology. 2018;50(1):60-73.

11. Grignon DJ. Prostate cancer reporting and staging: needle biopsy and radical prostatectomy specimens. Modern pathology : an official journal of the United States and Canadian Academy of Pathology, Inc. 2018;31(S1): S96-109.

12. Epstein JI, Egevad L, Amin MB, Delahunt B, Srigley JR, Humphrey PA, et al. The 2014 International Society of Urological Pathology (ISUP) Consensus Conference on Gleason Grading of Prostatic Carcinoma: Definition of Grading Patterns and Proposal for a New Grading System. The American journal of surgical pathology. 2015.

13. Humphrey PA, Moch H, Cubilla AL, Ulbright TM, Reuter VE. The 2016 WHO Classification of Tumours of the Urinary System and Male Genital Organs-Part B: Prostate and Bladder Tumours. European urology. 2016; 70(1):106-19.

14. Kench JG, Judge M, Delahunt B, Humphrey PA, Kristiansen G, Oxley J, et al. Dataset for the reporting of prostate carcinoma in radical prostatectomy specimens: updated recommendations from the International Collaboration on Cancer Reporting. Virchows Archiv : an international journal of pathology. 2019;475(3):263-77.

15. Kristiansen G, Srigley JR, Delahunt B, Egevad L, Internationalen Gesellschaft fur Urologische P. [Diagnostics of radical prostatectomy specimens. Results of the 2009 consensus conference of the International Society of Urological Pathology]. Der Pathologe. 2012;33(4): 337-44.

16. Kweldam CF, Wildhagen MF, Steyerberg EW, Bangma CH, van der Kwast TH, van Leenders GJ. Cribriform growth is highly predictive for postoperative metastasis and disease-specific death in Gleason score 7 prostate cancer. Modern pathology : an official journal of the United States and Canadian Academy of Pathology, Inc. 2015;28(3):457-64.

17. Haffner MC, Salles DC, Gao G, Epstein JI. Gleason pattern 4 with cribriform morphology on biopsy is associated with adverse clinicopathological findings in a prospective radical prostatectomy cohort. Human pathology. 2020;98:74-80.

18. Epstein JI, Egevad L, Humphrey PA, Montironi R, Members of the IIiDUPG. Best practices recommendations in the application of immunohistochemistry in the prostate: report from the International Society of Urologic Pathology consensus conference. The American journal of surgical pathology. 2014;38(8):e6-e19.

19. Kristiansen I, Stephan C, Jung K, Dietel M, Rieger A, Tolkach Y, et al. Sensitivity of HOXB13 as a Diagnostic Immunohistochemical Marker of Prostatic Origin in Prostate Cancer Metastases: Comparison to PSA, Prostein, Androgen Receptor, ERG, NKX3.1, PSAP, and PSMA. International journal of molecular sciences. 2017;18(6).

20. Gleason DF. Classification of prostatic carcinomas. Cancer chemotherapy reports Part 1. 1966;50(3):125-8.

21. Epstein JI, Amin MB, Reuter VE, Humphrey PA. Contemporary Gleason Grading of Prostatic Carcinoma: An Update With Discussion on Practical Issues to Implement the 2014 International Society of Urological Pathology (ISUP) Consensus Conference on Gleason Grading of Prostatic Carcinoma. The American journal of surgical pathology. 2017;41(4):e1-e7.

22. Epstein JI, Allsbrook WC, Jr., Amin MB, Egevad LL, Committee IG. The 2005 International Society of Urological Pathology (ISUP) Consensus Conference on Gleason Grading of Prostatic Carcinoma. The American journal of surgical pathology. 2005;29(9):1228-42.

23. Tolkach Y, Thomann S, Kristiansen G. Three-dimensional reconstruction of prostate cancer architecture with serial immunohistochemical sections: hallmarks of tumour growth, tumour compartmentalisation, and implications for grading and heterogeneity. Histopathology. 2018;72(6):1051-9.

24. Egevad L, Delahunt B, Evans AJ, Grignon DJ, Kench JG, Kristiansen G, et al. International Society of Urological Pathology (ISUP) Grading of Prostate Cancer. The American journal of surgical pathology. 2016;40(6):858-61.

25. D'Amico AV, Whittington R, Malkowicz SB, Schultz D, Tomaszewski JE, Wein A. A prostate gland volume of more than 75 cm3 predicts for a favorable outcome after radical prostatectomy for localized prostate cancer. Urology. 1998;52(4):631-6.

26. Guo CC, Epstein JI. Intraductal carcinoma of the prostate on needle biopsy: Histologic features and clinical significance. Modern pathology : an official journal of the United States and Canadian Academy of Pathology, Inc. 2006;19(12):1528-35.

27. Cohen RJ, Wheeler TM, Bonkhoff H, Rubin MA. A proposal on the identification, histologic reporting, and implications of intraductal prostatic carcinoma. Archives of pathology & laboratory medicine. 2007;131(7): 1103-9.

28. Robinson B, Magi-Galluzzi C, Zhou M. Intraductal carcinoma of the prostate. Archives of pathology & laboratory medicine. 2012;136(4):418-25.

29. Bonkhoff H, Wheeler TM, van der Kwast TH, Magi-Galluzzi C, Montironi R, Cohen RJ. Intraductal carcinoma of the prostate: precursor or aggressive phenotype of prostate cancer? The Prostate. 2013;73(4):442-8.

30. Porter LH, Lawrence MG, Ilic D, Clouston D, Bolton DM, Frydenberg M, et al. Systematic Review Links the Prevalence of Intraductal Carcinoma of the Prostate to Prostate Cancer Risk Categories. European urology. 2017;72(4):492-5.

31. Zhao J, Liu J, Sun G, Zhang M, Chen J, Shen P, et al. The Prognostic Value of the Proportion and Architectural Patterns of Intraductal Carcinoma of the Prostate in Patients with De Novo Metastatic Prostate Cancer. The Journal of urology. 2019;201(4):759-68.

32. Samaratunga H, Delahunt B, Egevad L, Srigley JR, Billis A, Bostwick DG, et al. Intraductal carcinoma of the prostate is an aggressive form of invasive carcinoma and should be graded. Pathology. 2020;52(2):192-6.

33. Varma M, Delahunt B, Egevad L, Samaratunga H, Kristiansen G. Intraductal carcinoma of the prostate: a critical re-appraisal. Virchows Archiv : an international journal of pathology. 2019;474(5):525-34.

34. Attard G, Parker C, Eeles RA, Schroder F, Tomlins SA, Tannock I, et al. Prostate cancer. Lancet. 2016;387 (10013):70-82.

35. Fraser M, Rouette A. Prostate Cancer Genomic Subtypes. Advances in experimental medicine and biology. 2019;1210:87-110.

36. Crawford ED, Schellhammer PF, McLeod DG, Moul JW, Higano CS, Shore N, et al. Androgen Receptor Targeted Treatments of Prostate Cancer: 35 Years of Pro-

gress with Antiandrogens. The Journal of urology. 2018; 200(5):956-66.

37. Garisto JD, Klotz L. Active Surveillance for Prostate Cancer: How to Do It Right. Oncology. 2017;31(5):333-40, 45.

38. Kristiansen G. Markers of clinical utility in the differential diagnosis and prognosis of prostate cancer. Modern pathology : an official journal of the United States and Canadian Academy of Pathology, Inc. 2018;31(S1): S143-55.

39. Lotan TL, Tomlins SA, Bismar TA, Van der Kwast TH, Grignon D, Egevad L, et al. Report From the International Society of Urological Pathology (ISUP) Consultation Conference on Molecular Pathology of Urogenital Cancers. I. Molecular Biomarkers in Prostate Cancer. The American journal of surgical pathology. 2020.

40. Focke CM, Burger H, van Diest PJ, Finsterbusch K, Glaser D, Korsching E, et al. Interlaboratory variability of Ki67 staining in breast cancer. European journal of cancer. 2017;84:219-27.

41. Cuzick J, Yang ZH, Fisher G, Tikishvili F, Stone S, Lanchbury JS, et al. Prognostic value of PTEN loss in men with conservatively managed localised prostate cancer. British journal of cancer. 2013;108(12):2582-9.

42. Salami SS, Hovelson DH, Kaplan JB, Mathieu R, Udager AM, Curci NE, et al. Transcriptomic heterogeneity in multifocal prostate cancer. JCI insight. 2018;3 (21).

43. Wei L, Wang J, Lampert E, Schlanger S, DePriest AD, Hu Q, et al. Intratumoral and Intertumoral Genomic Heterogeneity of Multifocal Localized Prostate Cancer Impacts Molecular Classifications and Genomic Prognosticators. European urology. 2017;71(2):183-92.

44. Nuhn P, De Bono JS, Fizazi K, Freedland SJ, Grilli M, Kantoff PW, et al. Update on Systemic Prostate Cancer Therapies: Management of Metastatic Castration-resistant Prostate Cancer in the Era of Precision Oncology. European urology. 2019;75(1):88-99.

45. Ku SY, Gleave ME, Beltran H. Towards precision oncology in advanced prostate cancer. Nature reviews Urology. 2019;16(11):645-54.

46. Antonarakis ES, Lu C, Wang H, Luber B, Nakazawa M, Roeser JC, et al. AR-V7 and resistance to enzalutamide and abiraterone in prostate cancer. The New England journal of medicine. 2014;371(11):1028-38.

47. Thelen P, Taubert H, Duensing S, Kristiansen G, Merseburger AS, Cronauer MV. [The impact of the androgen receptor splice variant AR-V7 on the prognosis and treatment of advanced prostate cancer]. Aktuelle Urologie. 2018.

48. Mateo J, Carreira S, Sandhu S, Miranda S, Mossop H, Perez-Lopez R, et al. DNA-Repair Defects and Olaparib in Metastatic Prostate Cancer. The New England journal of medicine. 2015;373(18):1697-708.

49. Fine SW. Neuroendocrine tumors of the prostate. Modern pathology : an official journal of the United States and Canadian Academy of Pathology, Inc. 2018;31 (S1):S122-32.

50. Mateo J, Porta N, Bianchini D, McGovern U, Elliott T, Jones R, et al. Olaparib in patients with metastatic castration-resistant prostate cancer with DNA repair gene aberrations (TOPARP-B): a multicentre, open-label, randomised, phase 2 trial. The Lancet Oncology. 2020; 21(1):162-74.

51. Goodall J, Mateo J, Yuan W, Mossop H, Porta N, Miranda S, et al. Circulating Cell-Free DNA to Guide Prostate Cancer Treatment with PARP Inhibition. Cancer discovery. 2017;7(9):1006-17.

52. Mateo J, Seed G, Bertan C, Rescigno P, Dolling D, Figueiredo I, et al. Genomics of lethal prostate cancer at diagnosis and castration resistance. The Journal of clinical investigation. 2020;130(4):1743-51.

53. Vaddepally RK, Kharel P, Pandey R, Garje R, Chandra AB. Review of Indications of FDA-Approved Immune Checkpoint Inhibitors per NCCN Guidelines with the Level of Evidence. Cancers. 2020;12(3).

54. Jafari S, Molavi O, Kahroba H, Hejazi MS, Maleki-Dizaji N, Barghi S, et al. Clinical application of immune checkpoints in targeted immunotherapy of prostate cancer. Cellular and molecular life sciences : CMLS. 2020.

55. Chang L, Chang M, Chang HM, Chang F. Microsatellite Instability: A Predictive Biomarker for Cancer Immunotherapy. Applied immunohistochemistry & molecular morphology: AIMM. 2018;26(2):e15-e21.

56. van Leenders GJLH, van der Kwast TH, Grignon DJ et al. The 2019 International Society of Urological Pathology (ISUP) Consensus Conference on Grading of Prostatic Carcinoma. Am J Surg Pathol. 2020; online ahead of print.

57. Wittekind C. TNM Klassifikation maligner Tumoren, korrigierter Nachdruck 2020 mit allen Ergänzungen der UICC aus den Jahren 2017 bis 2019. Wiley-VCH Verlag, 8. Auflage 2018, ISBN 978-3527347728.

Prostata-MRT – Technik und Sequenzen

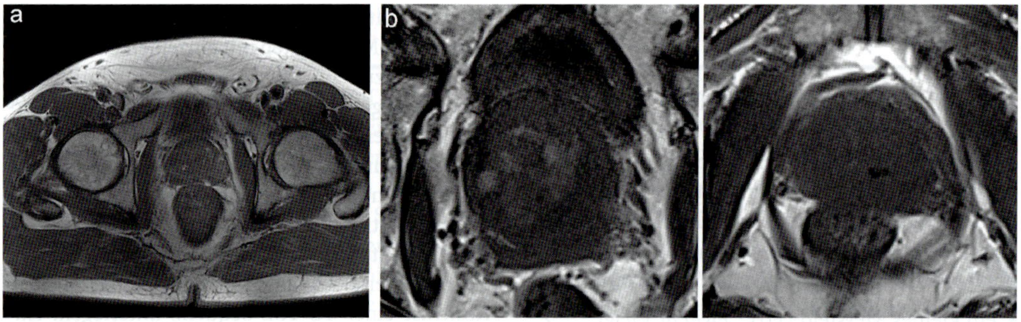

Abb. 3.2a+b: **a**: Axiales T1-gewichtetes Bild mit postbioptischen Einblutungen (hyperintens) in der Prostata. **b**: Axiales T1-gewichtetes Bild mit Verkalkungen in der Prostata (links hyperintens und rechts hypointens).

> Merke:
> - Hochaufgelöste, anatomische T2-TSE/FSE-(Turbo-/Fast-Spin-Echo)Sequenzen mit einem kleinen Messfeld und geringer Schichtdicke stellen den wichtigsten Baustein der mpMRT der Prostata dar.
> - T1-TSE/FSE-gewichtete Bilder können postbioptische oder post-entzündliche Einblutungen und Verkalkungen in die Prostata und die Samenblasen nachweisen. Zur Detektion von Lymphknoten und Knochenveränderungen sollten T1-gewichtete Bilder bis zur Iliakalbifuraktion akquiriert werden.

3.2. Diffusionsgewichtete Bildgebung (DWI)

Die Diffusion ist die zufällige Ausbreitung von Teilchen in einem Raum, die schließlich zu einer homogenen Verteilung und vollständigen Durchmischung von verschiedenen Teilchen führt. Sie beruht auf der von Robert Brown 1827 entdeckten unregelmäßigen, thermischen Bewegung von Teilchen (Brown'sche Molekularbewegung).

Die diffusionsgewichtete Bildgebung (DWI) ist in der Lage, mögliche Einschränkungen der Diffusion von Teilchen zu messen. Verwendet wurde die DWI zunächst vor allem in der Schlaganfalldiagnostik, hat sich aber in den letzten Jahren in der onkologischen Bildgebung etabliert und wird mittlerweile im ganzen Körper eingesetzt. Zur Quantifizierung der Diffusionseinschränkung wird der scheinbare Diffusionskoeffizient ADC (*apparent diffusion coefficient*) berechnet und als ADC-Karte ausgegeben. Die b-Werte beschreiben den Grad der Diffusionswichtung der verwendeten Sequenz. Der initiale starke Signalabfall der diffusionsgewichteten Messung bei niedrigen b-Werten von 0 bis ca. b = 250 s/mm² und damit geringer Diffusionswichtung wird vor allem auf Perfusionseinflüsse zurückgeführt [9]. Bei höheren b-Werten überwiegt der eigentliche Diffusionseinfluss. Zahlreiche mathematische Modelle sind bisher entwickelt worden, um den ADC zu berechnen, wie z.B. das mono-exponentielle Modell, das bi-exponentielle Modell mit einem Diffusions- und Perfusionsanteil (IVIM, *intravoxel incoherent motion*), das statistische Modell mit einer Verteilungsfunktion sowie die Kurtosis-Bildgebung. In der klinischen Routine hat sich das mono-exponentielle Modell – das von den meisten MRT-Scannern automatisch berechnet wird – durchgesetzt. ADC-Werte sind dabei von zahlreichen Faktoren wie den verwendeten b-Werten, der Echozeit und dem MRT-Scanner abhängig und somit nur eingeschränkt zu vergleichen [10]. Wichtig ist hier die Erfahrung des Untersuchers mit seinen individuellen und nur schwer standardisierbaren Messparametern.

Die normale Drüsenstruktur der Prostata wird beim Prostatakarzinom durch Tumorgewebe ersetzt, was konsekutiv zu einer Einschränkung der Diffusion und damit erniedrigtem ADC führt (ADC dunkel). Für die ADC-Berechnung mit dem mono-exponentiellen Modell (Standard) wird die Verwendung eines niedrigen b-Wertes von 0 bis 100 s/mm² sowie des höchsten b-Wertes von (800-) 1000 s/mm² empfohlen [5]. Laut PI-RADS und aus eigener Erfahrung kann ein zusätzlicher, mittlerer b-Wert die Stabilität und Bildqualität der ADC-Messung erhöhen. Dagegen gibt es Studien, die einen fehlenden Nutzen von mehr als zwei b-Werten für die ADC-Berechnung zeigen konnten [11]. Für die Wahl des niedrigsten b-Wertes wird u.a. die

Vermeidung von Perfusionseinflüssen diskutiert, diese stellt jedoch in der klinischen Routine eine eher untergeordnete Relevanz dar. Der niedrigste b-Wert kann deshalb zwischen 0 und 100 s/mm² gewählt werden. Für die Praxis empfehlen wir die Verwendung von folgenden drei b-Werten: 0/50, 500 und 1000 s/mm² für die ADC-Berechnung. Wichtige Parameter bei der Diffusionsbildgebung sind zudem die Mittelungen der einzelnen b-Werte. Hier empfiehlt sich insbesondere für die b1000-Messung möglichst viele Mittelungen bei akzeptabler Akquisitionszeit zu verwenden (für 3 gemessene b-Werte z.B. Mittelungen 3, 5, 9 wählen). Trotz der breiten Streuung zeigt die Höhe des ADC-Wertes eine negative Korrelation mit der Tumoraggressivität (Gleason-Score) [12]. Ein aggressiverer Tumor mit einem höheren Gleason-Muster hat tendenziell einen niedrigeren ADC-Wert als ein weniger aggressiver Tumor. Von Vorteil ist dies besonders im Rahmen der aktiven Überwachung, bei der ein weiterer ADC-Abfall ein Hinweis auf einen zunehmend maligneren Tumor sein kann [13].

Neben der ADC-Reduktion lässt sich bei Prostatakarzinomen korrespondierend auch ein hyperintenses Signal in den Bildern mit hohen b-Werten (≥ 1400 s/mm²) nachweisen (☞ Abb. 3.3a). Bereits initiale Studien zeigten Vorteile für die Verwendung von hohen b-Werten bis 2000 s/mm² [14]. PI-RADS v2.1 empfiehlt unabhängig von der ADC-Berechnung, die Verwendung eines hohen b-Wertes (≥ 1400 s/mm²), der entweder gemessen oder kalkuliert werden kann [5]. Eine Empfehlung für die Verwendung von ultrahohen b-Werten (>2000 s/mm²) kann jedoch aus der aktuellen Datenlage nicht abgeleitet werden. In der Bewertung der Signalveränderungen ist zu bedenken, dass jedoch auch benigne Befunde, wie zum Beispiel atypische oder hernierte Hyperplasieknoten, ein helles Erscheinungsbild in den hohen b-Wert-Bildern zeigen können [15]. Ein Indikator für Tumoraggressivität ist dieses hyperintense Signalverhalten nicht. Dennoch ist ein Areal mit umschrieben hellem Signal in den Bildern der hohen b-Werte immer in den anderen Sequenzen zu analysieren.

Die DWI ist sehr anfällig für Artefakte durch hohe Suszeptibilitätsunterschiede beispielsweise bei stark luftgefülltem Rektum. Standardmäßig wird eine fettgesättigte *single-shot* echo-planare Sequenz (*echo planar imaging*, EPI) verwendet und empfohlen. Darüber hinaus sind neuere Sequenztechniken verfügbar, die die Anfälligkeit der Diffusion für Artefakte reduzieren oder auch den Tumorkontrast erhöhen können. Hierzu zählen DWI-Sequenzen mit paralleler Bildgebung und selektiver Anregung eines kleinen Untersuchungsvolumens (z.B. ZOOMit bei Siemens, iZOOM bei Philips oder FOCUS bei GE) oder multi-shot Sequenzen mit segmentierter Auslesung und Suszeptibilitätsartefakt-/Bewegungskorrektur (RESOLVE bei Siemens oder PROPELLER bei GE; ☞ Abb. 3.3b).

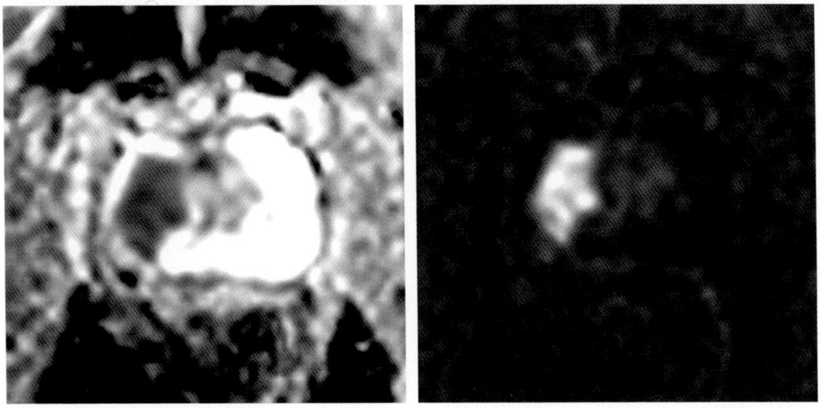

Abb. 3.3a: Deutliche Diffusionsstörung des links peripheren Tumors (ADC dunkel, linkes Bild) mit korrespondierend hohem Signal in den Bildern der hohen b-Werte (b = 1.800 s/mm², rechtes Bild; Siemens ZOOMit DWI-Sequenz). Sogenannte *black and white*-Konstellation.

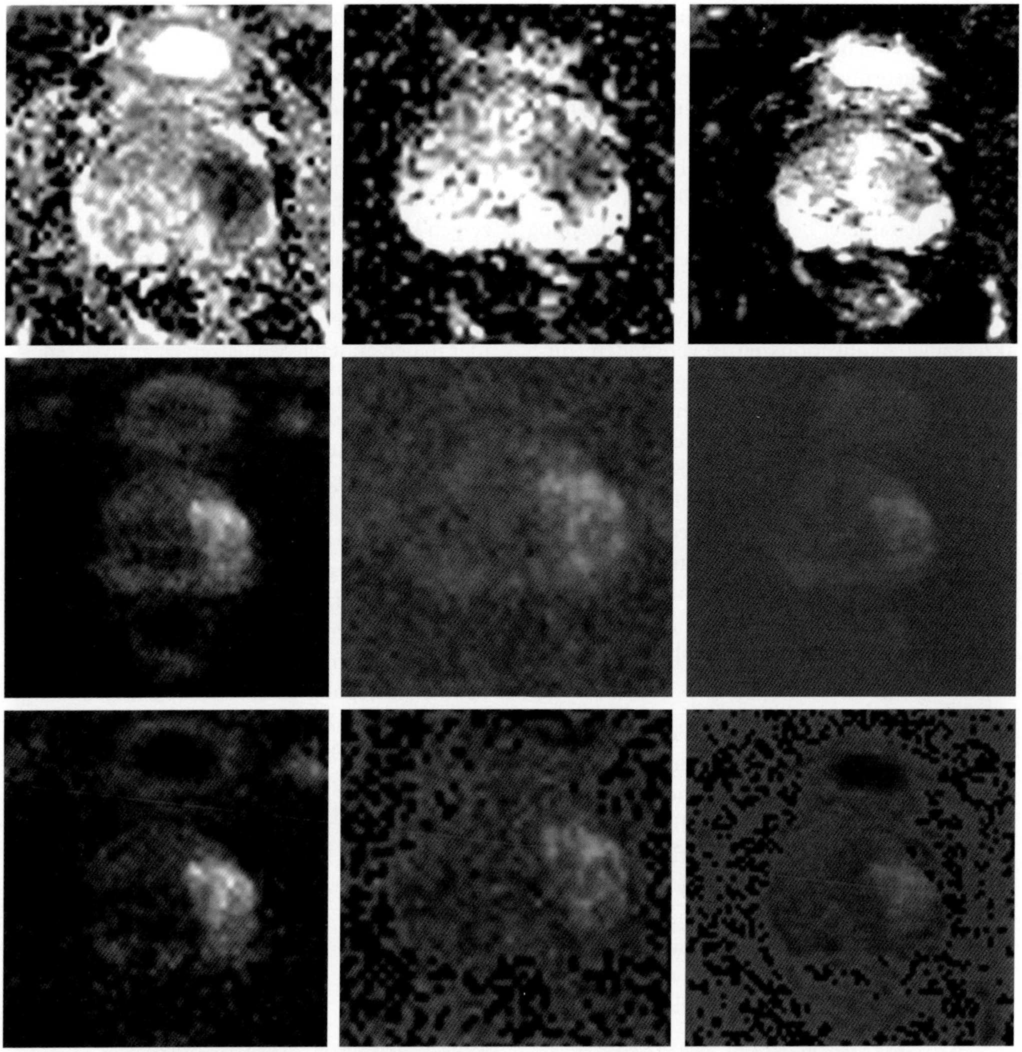

Abb. 3.3b: Unterschiedliche DWI-Sequenzen (rechts: segmentierte Auslesung, RESOLVE®; mittig: selektive parallele Transmission, ZOOMit®; links: Standard-*single-shot*-DWI, EPI). Obere Reihe: ADC-Karten; mittlere Reihe: b1000-Bilder; untere Reihe: kalkulierte b1500-Bilder.

Merke:

- Für die diffusionsgewichteten Sequenzen (DWI) sollten die drei b-Werte 0/50, 500 und 1000 s/mm² gewählt werden, um den ADC zu berechnen. Ein hoher b-Wert von ≥ 1400 s/mm² soll zusätzlich kalkuliert oder akquiriert werden.
- Der ADC-Wert zeigt eine negative Korrelation zum Gleason-Score und damit zur Aggressivität eines Prostatakarzinoms: Tendenziell gilt, je niedriger der ADC-Wert, desto aggressiver der Tumor. Aus dem Signalverhalten in den hohen b-Wert-Bildern kann man keine Rückschlüsse auf die Aggressivität ziehen.
- Für die Detektion von Prostatakarzinomen ist eine Absenkung der ADC und Signalanhebung in den hohen b-Wert-Bilder charakteristisch (*black and white*-Zeichen).

3.3. Dynamische Kontrastmittel-gestützte Bildgebung (DCE)

Schon frühe Studien zur kontrastmittelgestützten MRT (DCE) konnten zeigen, dass nach Gabe eines gadoliniumhaltigen Kontrastmittels (KM) nur dynamische und nicht die rein statischen T1-post-KM-Bilder für die Diagnostik hilfreich sind [16]. Das Prostatakarzinom zeigt hierbei ein früheres und stärkeres Enhancement als das umliegende normale, gut perfundierte Prostatagewebe (Ausnahme: Hyperplasieknoten; ☞ Abb. 3.4). Die Ursache für dieses KM-Verhalten ist die Neovaskularisation des Prostatakarzinoms, welche die entscheidende Voraussetzung für das Tumorwachstum ist [17]. Die neu gebildeten Tumorgefäße sind durch eine erhöhte Permeabilität und eine heterogene Gefäßarchitektur charakterisiert [18].

Die Signalintensitäten (SI) der DCE können quantitativ, semiquantitativ und qualitativ ausgewertet werden. Die quantitative Auswertung erfolgt über pharmakokinetische Modelle über die arterielle Kontrastmittelkonzentration in Abhängigkeit von der Zeit (AIF, arterielle Inputfunktion) und unter Verwendung von verschiedenen Kompartimenten [19]. Für die semiquantitative Auswertung werden für jedes Voxel die SI-Zeit (t)-Kurven bestimmt, anhand derer verschiedene Parameter wie z.B. *time to peak enhancement, peak enhancement, wash-in* und *wash-out* bestimmt werden. Diese parametrischen Daten können farblich kodiert und über die morphologischen T2-gewichteten Bilder überlagert werden (☞ Abb. 3.5). Unter der qualitativen Auswertung versteht man die subjektive Bewertung der dynamischen Bilder von früh und stark anreichernden Arealen in Relation zum umgebenden Gewebe.

Während die komplexen Perfusionsmodelle vor allem im wissenschaftlichen Kontext interessant sind, hat sich für die Routinediagnostik der Prostata die Verwendung der qualitativen Analyse durchgesetzt. Die DCE sollte immer auf fokale frühe Anreicherung durchgemustert werden. Insbesondere in der peripheren Zone können so bisher in den anderen Sequenzen unentdeckte Tumoren gefunden werden. Die DCE erhöht die Sensitivität und Spezifität bezüglich der Karzinomdetektion in der peripheren Zone und kann insbesondere bei

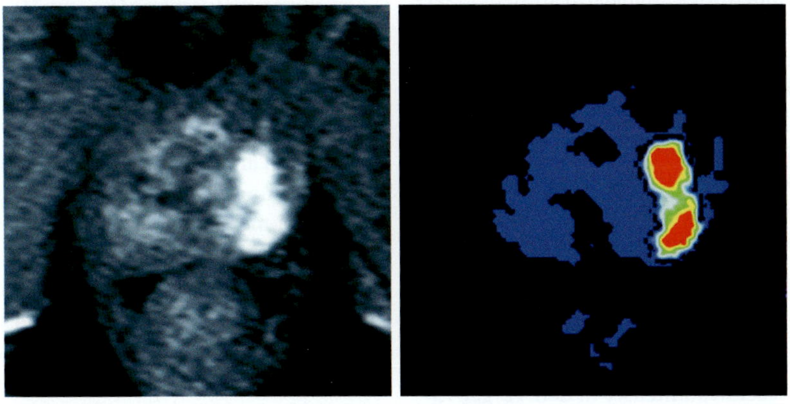

Abb. 3.4: Fokal asymmetrische Perfusionssteigerung in der peripheren Zone links apikal in den Rohdaten der DCE und farbkodiert.

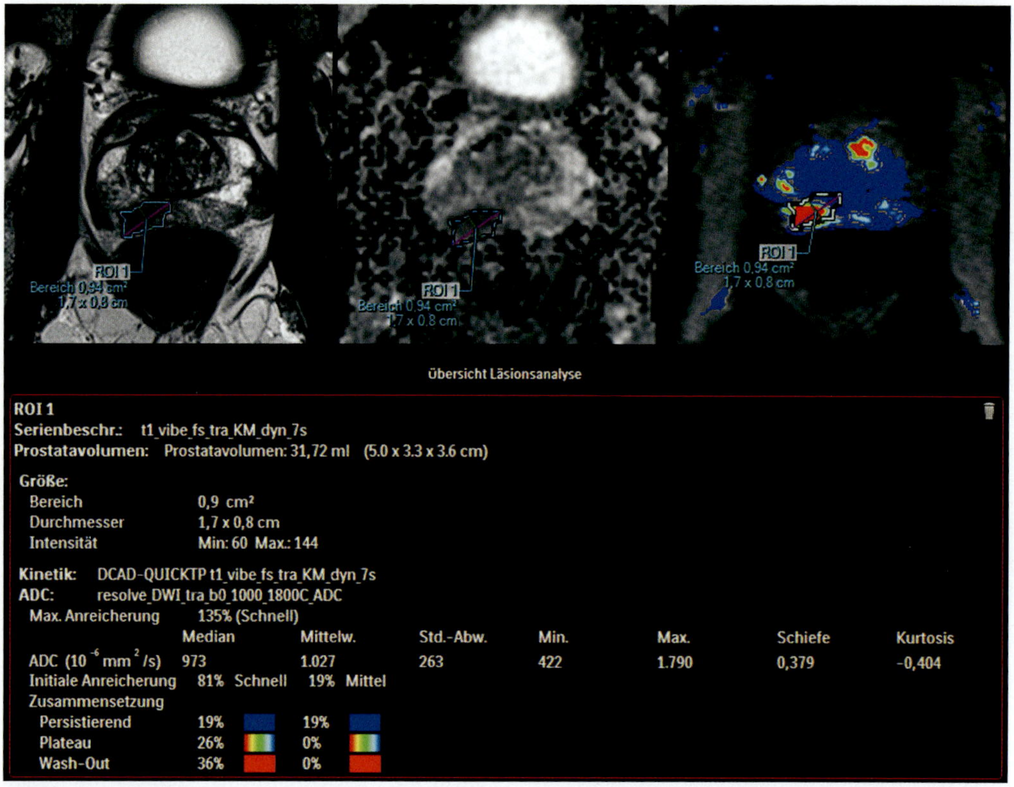

Abb. 3.5: Läsionsauswertung mittels DynaCAD (Philips, Invivo Corporation, USA). Farbkodierte DCE-Karte sowie Läsionsanalyse.

Artefakten der DWI-Bilder eine zusätzliche diagnostische Sicherheit geben [20].

Eine zentrale Bedeutung erlangt die Perfusion in der Unterscheidung des manchmal asymmetrischen oder auch vorwölbenden anterioren Stromabündels von einem Prostatakarzinom. Diese Läsionen können fokal signalarm in den T2-gewichteten Bildern und bei dichtem Stroma auch eine deutliche Diffusionseinschränkung mit Absenkung der ADC aufweisen. Während Karzinome meist deutlich perfundiert sind, ist das anteriore Stroma nicht perfundiert (☞ Abb. 3.6a+b). Es ist entscheidend, auch die letzten Perfusionsbilder in der Messzeit durchzumustern und nicht nur die frühen Perfusionsbilder zu betrachten um eine langsame Anflutung nicht zu verpassen. Essentiell ist die DCE bei Patienten nach bereits erhaltener Therapie (Strahlentherapie, Brachytherapie, Prostatektomie, etc.), da das verbleibende Gewebe sich in der Regel hypointenser in den T2-gewichteten Bildern darstellt und somit kaum noch vom Tumor zu unterscheiden ist [21].

Merke:

- Die dynamische KM-gestützte Bildgebung (DCE) ist aktuell ein integraler Eckpfeiler der multiparametrischen MRT (mpMRT) der Prostata und ist deutlich weniger anfällig für Artefakte als die Diffusionsbildgebung (DWI).
- Die DCE erhöht die Sensitivität und Spezifität, insbesondere der Detektion peripherer, CZ- und anteriorer Prostatakarzinome. Die DCE kann somit die Befundsicherheit und die Karzinomdetektion erhöhen.
- Zur Befundung sollten immer die originalen dynamischen Bildstapel durchgeschaut werden. Prostatakarzinome fallen meist in der frühen Kontrastmittelanflutungsphase oder bei asymmetrischer untypischer Anreicherung in der Spätphase auf.

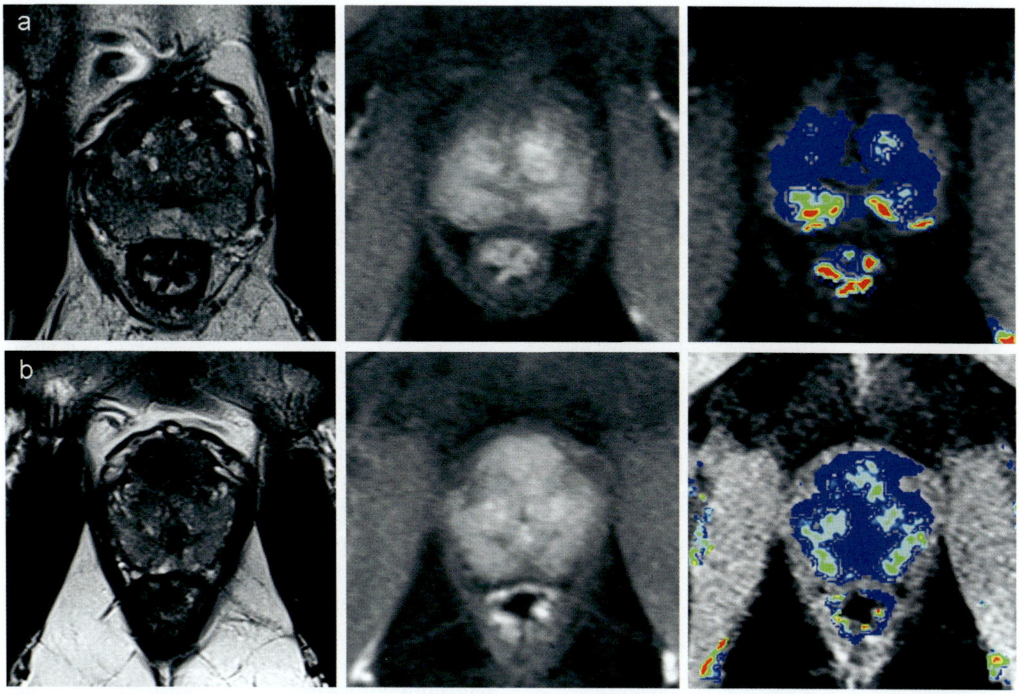

Abb. 3.6: Benignes anteriores fibröses Stroma (**a**) und anteriores Prostatakarzinom (**b**), dargestellt jeweils in den T2-gewichteten Bildern, DCE-Bildern und DCE Color-Map. Das Prostatakarzinom zeigt eine fokale Perfusionssteigerung, die beim anterioren Stroma auch in den späten Bildern der Perfusion fehlt.

3.4. MR-Spektroskopie (MRS)

Mit der Protonen-Magnetresonanz-Spektroskopie (MRS) können relative Konzentrationsverteilungen der Stoffwechselprodukte Citrat, Kreatin und Cholin ortsaufgelöst in der Prostata gemessen werden. Die Durchführung der ortsaufgelösten 3D-MRS erfolgt aus einer Kombination der *Point Resolved Spectroscopy* (PRESS) zur volumenselektiven Anregung und dem Chemical Shift Imaging (CSI) zur Ortsauflösung mit Voxelgrößen von bis zu 0,25 cm^3.

Um die Kontamination der Spektren zu vermeiden, sind dreidimensional um die Prostata angeordnete breite Sättigungspulse bzw. -balken notwendig, die das starke Fett- und Wassersignal des periprostatischen Gewebes unterdrücken sollen. Zusätzlich ist eine Wassersignalunterdrückung notwendig, um die vergleichsweise schwachen Resonanzen der Zielmetaboliten im Vergleich zum Wasserstoffproton messen zu können. Um Magnetfeldinhomogenitäten zu vermeiden ist ein aufwendigeres Shimmen vor jeder Messung notwendig. Darüber hinaus erfordert die MRS Erfahrung in der Auswertung.

Im Vergleich zu anderen Sequenztechniken ist die MRS technisch und zeitlich aufwendiger und im alltäglichen Einsatz mit mehr Limitationen behaftet [22, 23]. Mögliche Fehlerquellen bei der MRS sind Regionen mit physiologisch erniedrigter Citratkonzentration wie im anterioren Stroma und in benigner stromaler Hyperplasie. Hierdurch können falsch positive Befunde in der MRS entstehen. Bei kleinen Karzinomen kann die MRS falsch negative Resultate liefern, so dass mit dieser Methode ein definitiver Karzinomausschluss nicht möglich ist. In einer Übersichtsarbeit von Umbehr et al. schließen die Autoren mit der Aussage, dass die MRS in einer limitierten Zahl kleiner Studien einen diagnostischen Vorteil für Niedrigrisiko-Patienten haben könnte, sehen aber den Bedarf einer Überprüfung durch größere Studien [24]. In einer multizentrischen prospektiven Studie wies die MRS im Vergleich zu den anderen Sequenztechniken keinen diagnostischen Zugewinn auf [25]. Auch Platzek et al. kommen in ihrer Studie zu dem Schluss, dass eine zusätzliche MRS die diagnostische Genauigkeit der mpMRT bei 3T nicht verbessert [26]. Aufgrund des hohen Aufwandes und des fraglichen Zusatznutzens wurde mit PI-RADS v2 die 3D-Spektroskopie als zu überprüfende Sequenztechnik eingruppiert und ist in der aktuellen PI-RADS v2.1 Version nicht mehr enthalten [5].

Merke: Die Protonen-Magnetresonanz-Spektroskopie (MRS) zeigt ein ungünstiges Verhältnis bezüglich Aufwand und diagnostischem Mehrgewinn gegenüber den anderen funktionellen Sequenzen (DWI, DCE) und wird nicht als Routineverfahren empfohlen.

3.5. Untersuchungsablauf und Qualitätsstandards

Die hochauflösende axiale T2 sollte in Routineuntersuchungen der Prostata immer in para-axialer Ausrichtung senkrecht zur Facies posterior (hintere Begrenzung der Prostata zum Rektum) der Prostata erfolgen, um die Anatomie der Prostata möglichst korrekt abzubilden [4] (☞ Abb. 3.7). Das FOV sollte auf die Prostata und die angrenzenden Samenbläschen begrenzt sein und eine möglichst hohe Auflösung erreichen. Mindestens eine weitere zu der para-axialen senkrechte hochauflösende T2 (para-sagittal/para-koronal) wird laut PI-RADS v2.1 empfohlen [5]. Idealerweise werden jedoch alle drei Ebenen hochauflösend in der T2 akquiriert. Die beiden funktionellen Sequenzen DWI und DCE sollten in der Schichtausrichtung wie die para-axiale T2 gemessen werden, damit eine Läsion in den T2-gewichteten Bildern auch exakt mit den funktionellen Sequenzen korreliert werden kann. Es wird empfohlen die T2 ohne Schichtlücken (Gap) zu verwenden. Die T1 ist die einzige Sequenz die gerade ohne Angulation (axial oder koronal) durch das gesamte Becken einschließlich der Iliakalbifurkation gefahren wird.

Die Qualität der Untersuchung sollte so hoch wie möglich sein, Artefakte dabei wenn möglich immer vermieden werden. Standardmäßig empfiehlt sich bei der para-axialen T2 eine Rechts-Links-Ausleserichtung (R>L) und bei der para-sagittalen Kopf-Fuß (H>F) bei gleichzeitiger Lagerung der Arme auf der Brust oder über dem Kopf. Bei Patienten mit einer Hüft-TEP können teils deutliche Artefakte, insbesondere in den DWI-Sequenzen auftreten (☞ Abb. 3.8). Eine Untersuchung bei niedrigerer Feldstärke (z.B. 1,5 Tesla) bietet bei neueren MRT-Scanner-Generationen keinen Vorteil. Aufgrund unterschiedlicher Implantatmaterialen und äußerer Faktoren kann die Artefaktausprägung leider nicht vor der Untersuchung abgeschätzt werden, so dass eine Optimierung am Gerät notwendig sein kann. Eine Änderung der Ausleserichtung der para-axialen Messungen auf anterior-posterior (A>P) kann Artefakte vermindern. Die Verwendung neuerer DWI-Sequenzen (☞ Abb. 3.3b) kann ebenfalls zu akzeptablen Resultaten und diagnostischen Bildern trotz Implantate führen.

Die DWI ist zudem sehr anfällig für Artefakte durch Luft im Rektum. Abführende Maßnahmen vor der Untersuchung können nach aktueller Datenlage nicht standardmäßig empfohlen werden, da es dadurch ggf. auch zu vermehrten Luftmengen im Rektum oder gesteigerter Peristaltik kommen kann. Bei

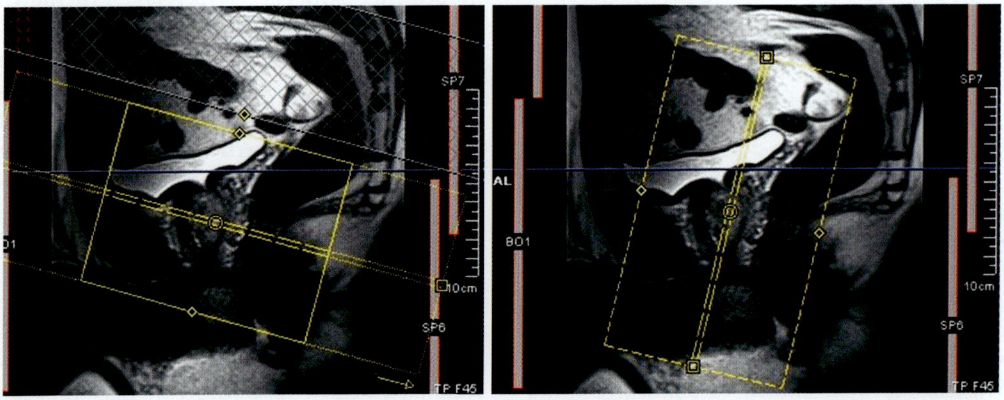

Abb. 3.7: Planung und Einzeichnung der para-axialen (**links**) und para-koronalen (**rechts**) Schichten der T2 zur Anatomie der Prostata gekippt.

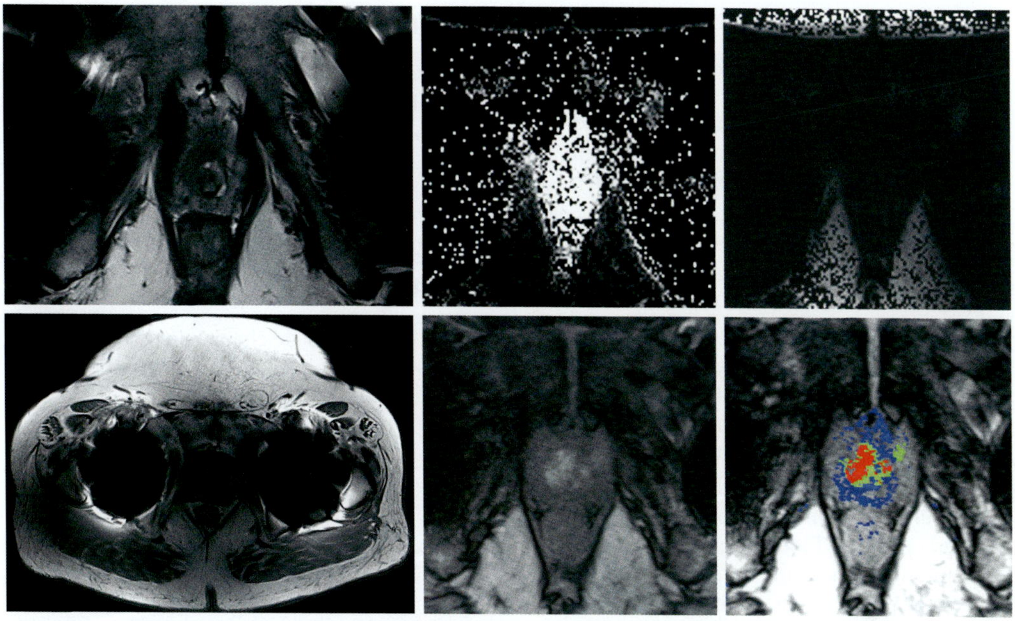

Abb. 3.8: Multiparametrische MRT bei Hüft-TEP beidseits. Die DWI-Bilder können, wie in diesem Beispiel, deutlich artefaktbelastet sein. Die anatomischen Bilder (T1-, T2-gewichtete Bilder) sowie die DCE-Bilder sind trotz der Artefakte durch die Implantate auswertbar und demarkieren das rechts apikale Prostatakarzinom.

Verwendung von Klistieren zur Darmentleerung sollten diese am Vortag der MRT angewendet werden. Größere Mengen Luft können am Untersuchungstag ggf. über ein Darmrohr entfernt werden [4]. Im Falle insuffizienter DWI-Qualität kann zunächst die T2 und DCE als dominante Sequenzen zur Befundung genutzt werden. Bei jedoch fehlender Aussagekraft der gesamten Untersuchung muss diese zu einem späteren Zeitpunkt wiederholt werden. Der Patient sollte möglichst entspannt im MRT-Gerät liegen und deshalb vor der Untersuchung auf Toilette gehen. Eine sexuelle Enthaltsamkeit vor der MRT-Diagnostik wird kontrovers diskutiert, hat aber keinen relevanten Einfluss auf die Prostatakarzinomdiagnostik.

Die Verwendung des Spasmolytikums Butylscopolaminiumbromid (Buscopan®) führt zur Verbesserung der Bildqualität [4, 5]. Die Verteilung nach intravenöser Gabe erfolgt rasch (Plasma/Verteilungs-Halbwertzeit = 4 min und Gewebe/Eliminationshalbwertszeit = 29 min). Zeitlich sollte eine i.v.-Gabe des Spasmolytikums etwa 4 Minuten vor der hochaufgelösten para-axialen T2 und DWI erfolgen (z.B. vor dem Localizer und der sagittalen T2-TSE). Die Aufnahmen insbesondere der para-axialen T2, aber auch der DWI sollten unmittelbar überprüft und im Falle von Bewegungsartefakten oder einer ungenügenden diagnostischen Bildqualität wiederholt werden. Die terminale Halbwertszeit von Butylscopolaminiumbromid beträgt ca. 5,1 Stunden, weshalb die aktive Teilnahme am Straßenverkehr für 6 Stunden vermieden werden sollte. Als Kontraindikationen müssen zudem Herzrhythmusstörungen und ein Engwinkel-Glaukom ausgeschlossen werden. Eine zusätzliche i.m.-Gabe oder ggf. fraktionierte i.v.-Gabe kann zur prolongierten Wirksamkeit erwogen werden.

Nach stattgehabter Prostatabiopsie können Veränderungen durch postbioptische Einblutungen, in der Regel hyperintens in den T1-gewichteten Bildern und hypointens in den T2-gewichteten Bildern, eine Karzinomdiagnostik erschweren. Wenn möglich sollte die MRT frühestens 6 Wochen nach Biopsie durchgeführt werden. Dennoch weißt PI-RADS v2.1 explizit darauf hin, dass ein klinisch signifikantes Karzinom auch in einem kleineren Untersuchungsintervall zur Biopsie detektiert werden kann [5]. Eine mögliche Therapie, wenn z.B. die mpMRT vor einer Operation gefordert wird, sollte in keinem Fall verzögert werden. Sollten eine MRT und eine Biopsie geplant sein, z.B. im Rahmen einer aktiven Überwachung, sollte die MRT möglichst vor der Biopsie erfolgen.

Merke:

- Eine gute Prostatadiagnostik ist auf eine hohe Untersuchungsqualität angewiesen. Die Sequenzeinstellungen müssen sorgfältig und bestmöglich unter Einhaltung der Empfehlungen konfiguriert und optimiert werden.
- Eine anatomische Schichtführung (para-axial, senkrecht zur Rektumhinterwand) der T2-, DWI- und DCE-Sequenzen bietet erhebliche diagnostische Vorteile und sollte deshalb erfolgen.
- Eine Verwendung eines Spasmolytikums (i.d.R. Buscopan® i.v.) wird generell zur Verbesserung der Untersuchungsqualität durch Reduktion der Darmmotilität empfohlen.
- Qualitative MRT-Untersuchungen sind auch bei Hüftimplantanten sowohl bei 1,5 als auch 3 Tesla möglich. Eine Qualitätsverbesserung ist durch die Änderung der Ausleserichtung oder die Verwendung von modernen Diffusionstechniken (parallele Bildgebung mit selektiver Anregung und Bewegungskorrektur) zu erreichen.
- MRT-Untersuchungen können auch unmittelbar nach stattgehabter Biopsie durchgeführt werden. Einblutungen in die Prostata können jedoch die Prostatakarzinomdetektion erschweren. Eine postbioptische Zeitspanne von 6 Wochen sollte – wenn möglich – standardmäßig bevorzugt werden.

Empfehlung einer Sequenzreihenfolge

- *Buscopan-Gabe* → **T2 sagittal, T2 para-axial, DWI para-axial, T2 para-koronal, T1 axial (o. koronal)**
- *KM-Gabe* → **DCE para-axial** *(+ ggf. T1 fs post-KM axial)*

Wichtigste Anforderungen an die einzelnen Sequenzen

Alle (T2, DWI, DCE)	• jeweils gleiche para-axiale Kippung zur Prostataanatomie (senkrecht zur Rektumhinterwand) • Schichtdicke 3 mm
T2	• kleines Untersuchungsvolumen auf die Prostata begrenzt (FoV ≤ 160 mm), keine Schichtlücken (kein Gap), 2-3 Raumebenen
DWI	• b-Werte 0/50, 500 und 1000 s/mm² für die ADC-Berechnung • zusätzlicher hoher b-Wert (≥ 1400 s/mm²), ggf. kalkuliert
DCE	• dynamische Aufnahmen mit hoher zeitlicher Auflösung < 10 s • Messzeit 3 Minuten

3.6. Untersuchungsprotokolle

☞ Tab. 3.1 und 3.2

Sequenz	Ausrichtung	Bildfeld (mm)	Matrix	Schichtdicke (mm)	Sonstiges
T2	(para-)axial	130	256	0,5 × 0,5 × 3,0	begrenzt auf die Prostata, inkl. der Samenblasen
	(para-)koronal sagittal	170	320	0,5 × 0,5 × 3,0	
T1	axial oder koronal	350	576	0,6 × 0,6 × 5,0	über das gesamte Becken, inkl. der pelvinen LK-Stationen
DWI	(para-)axial	200	82	0,9 × 0,9 × 3,0	• ZOOMit-Sequenz (alternativ ss-EPI) • b-Werte 50, 500, 1000 s/mm² für ADC-Berechnung • hoher b-Wert 2000 s/mm² (kalkuliert)
DCE	(para-)axial	200	256	0,8 × 0,8 × 3,0	• fettgesättigte VIBE-Sequenz VIBE-Sequenz (alternativ TWIST-VIBE) • Flussrate 3 ml/s • Zeitliche Auflösung 7 s • Akquisitionszeit 3 min

Tab. 3.1: 3-Tesla-MRT (z.B. Siemens PRISMA/SKYRA/VIDA).

Sequenz	Ausrichtung	Bildfeld (mm)	Matrix	Schichtdicke (mm)	Sonstiges
T2	(para-)axial	160	192	0,5 × 0,5 × 3,0	begrenzt auf die Prostata, inkl. der Samenblasen
	(para-)koronal sagittal	200	192	0,6 × 0,6 × 3,0	
T1	axial oder koronal	350	320	0,8 × 0,8 × 5,0	über das gesamte Becken, inkl. der pelvinen LK-Stationen
DWI	(para-)axial	200	136	1,3 × 1,3 × 3,0	• Standard EPI-Sequenz • b-Werte 0, 500, 1000 s/mm² für ADC Berechnung • hoher b-Wert 1500 s/mm² (kalkuliert)
DCE	(para-)axial	200	128	1,4 × 1,4 × 3,0	• fettgesättigte VIBE-Sequenz • Flussrate 3 ml/s • zeitliche Auflösung 9 s • Akquisitionszeit 3 min

Tab. 3.2: 1,5-Tesla-MRT (z.B. Siemens AVANTO fit).

3.7. Literatur

1. Leitlinienprogramm Onkologie (Deutsche Krebsgesellschaft, Deutsche Krebshilfe, AWMF): Interdisziplinäre Leitlinie der Qualität S3 zur Früherkennung, Diagnose und Therapie der verschiedenen Stadien des Prostatakarzinoms, Langversion 5.1, 2019,AWMF Registernummer: 043/022OL, http://www.leitlinienprogramm-onkolo-gie.de/leitlinien/prostatakarzinom/

2. Mottet N, Bellmunt J, Briers E, Bolla M, Bourke L, Cornford P, De Santis M, Henry A, Joniau S, Lam T, Mason MD, Van den Poel H, Van den Kwast TH, Rouvière O, Wiegel T; members of the EAU – ESTRO – ESUR –SIOG Prostate Cancer Guidelines Panel. EAU – ESTRO – ESUR – SIOG Guidelines on Prostate Cancer. Edn. presented at the EAU Annual Congress Copenhagen 2018. 978-94-92671-02-8. Publisher: EAU Guidelines Office. Place published: Arnhem, The Netherlands.

3. Drost FH, Osses D, Nieboer D, et al. Prostate Magnetic Resonance Imaging, with or Without Magnetic Resonance Imaging-targeted Biopsy, and Systematic Biopsy for Detecting Prostate Cancer: A Cochrane Systematic Review and Meta-analysis. Eur Urol. 2020 Jan;77(1):78-94.

4. Engels RRM, Israël B, Padhani AR, et al. Multiparametric Magnetic Resonance Imaging for the Detection of Clinically Significant Prostate Cancer: What Urologists Need to Know. Part 1: Acquisition. Eur Urol. 2020 Apr; 77(4):457-468.

5. Turkbey B, Rosenkrantz AB, Haider MA, Padhani AR, Villeirs G, Macura KJ, Tempany CM, Choyke PL, Cornud F, Margolis DJ, Thoeny HC, Verma S, Barentsz J, Weinreb JC. Prostate Imaging Reporting and Data System Version 2.1: 2019 Update of Prostate Imaging Reporting and Data System Version 2. Eur Urol. 2019. pii: S0302-2838(19)30180-0

6. Woo S, Suh CH, Kim SY, Cho JY, Kim SH, Moon MH. Head-to-Head Comparison Between Biparametric and Multiparametric MRI for the Diagnosis of Prostate Cancer: A Systematic Review and Meta-Analysis. AJR Am J Roentgenol. 2018;211(5):W226-W241. doi:10.2214/AJR.18.19880

7. Kang Z, Min X, Weinreb J, Li Q, Feng Z, Wang L. Abbreviated Biparametric Versus Standard Multiparametric MRI for Diagnosis of Prostate Cancer: A Systematic Review and Meta-Analysis. AJR Am J Roentgenol. 2019; 212(2):357-365. doi:10.2214/AJR.18.20103

8. Hennig J. Multiecho Imaging Sequences with Low Refocusing Flip Angles. J Magn Reson 1988; 78:397-407

9. Ogura A, Hayakawa K, Miyati T, et al. Imaging parameter effects in apparent diffusion coefficient determination of magnetic resonance imaging. Eur J Radiol 2011; 77(1):185-8.

10. Quentin M, Blondin D, Klasen J, et al. Comparison of different mathematical models of diffusion-weighted prostate MR imaging. Magn Reson Imaging 2012; 30 (10):1468-74.

11. de Perrot T, Scheffler M, Boto J, et al. Diffusion in prostate cancer detection on a 3T scanner: How many b-values are needed? J Magn Reson Imaging. 2016;44(3): 601-609. doi:10.1002/jmri.25206

12. Vargas HA, Akin O, Franiel T, et al. Diffusion-weighted endorectal MR imaging at 3 T for prostate cancer: tumor detection and assessment of aggressiveness. Radiology 2011; 259(3):775-84.

13. van As NJ, de Souza NM, Riches SF, Morgan VA, Sohaib SA, Dearnaley DP, Parker CC. A study of diffusion-weighted magnetic resonance imaging in men with untreated localised prostate cancer on active surveillance. Eur Urol 2009; 56(6):981-7.

14. Tamada T, Kanomata N, Sone T, et al. High b value (2,000 s/mm²) diffusion-weighted magnetic resonance imaging in prostate cancer at 3 Tesla: comparison with 1,000 s/mm² for tumor conspicuity and discrimination of aggressiveness. PLoS One 2014; 9(5):e96619.

15. Quentin M, Schimmöller L, Arsov C, et al. Increased signal intensity of prostate lesions on high b-value diffusion-weighted images as a predictive sign of malignancy. Eur Radiol 2014; 24(1):209-13.

16. Mirowitz SA, Brown JJ, Heiken JP. Evaluation of the prostate and prostatic carcinoma with gadolinium-enhanced endorectal coil MR imaging. Radiology 1993; 186:153-157.

17. Nicholson B, Schaefer G, Theodorescu D. Angiogenesis in prostate cancer: biology and therapeutic opportunities. Cancer Metastasis Rev 2001; 20:297-319

18. Pallares J, Rojo F, Iriarte J, et al. Study of microvessel density and the expression of the angiogenic factors VEGF, bFGF and the receptors Flt-1 and FLK-1 in benign, premalignant and malignant prostate tissues. Histol Histopathol 2006; 21:857-865

19. Port RE, Knopp MV, Hoffmann U, et al. Multicompartment analysis of gadolinium chelate kinetics: blood-tissue exchange in mammary tumors as monitored by dynamic MR imaging. J Magn Reson Imaging 1999; 10:233-241

20. Rosenkrantz AB, Sabach A, Babb JS, et al. Prostate cancer: comparison of dynamic contrast-enhanced MRI techniques for localization of peripheral zone tumor. AJR Am J Roentgenol 2013; 201(3):W471-8.

21. Puech P, Sufana-Iancu A, Renard B, et al. Prostate MRI: can we do without DCE sequences in 2013? Diagn Interv Imaging 2013; 94(12):1299-311.

22. Verma S, Rajesh A, Futterer JJ, et al. Prostate MRI and 3D MR spectroscopy: how we do it. Am J Roentgenol 2010; 194:1414-1426.

23. Hoeks CMA, Barentsz JO, Hambrock T, et al. Prostate cancer: multiparametric MR imaging for detection, localization, and staging. Radiology 2011; 261:46-66.

24. Umbehr M, Bachmann LM, Held U, et al. Combined Magnetic Resonance Imaging and Magnetic Resonance Spectroscopy Imaging in the diagnosis of prostate cancer: A systematic review and meta-analysis. Eur Urol 2009; 55:575-591.

25. Weinreb JC, Blume JD, Coakley FV, et al. Prostate cancer: sextant localization at MR imaging and MR spectroscopic imaging before prostatectomy – results of ACRIN prospective multi-institutional clinicopathologic study. Radiology 2009; 251:122-133.

26. Platzek I, Borkowetz A, Toma M, et al. Multiparametric Prostate Magnetic Resonance Imaging at 3T: Failure of Magnetic Resonance Spectroscopy to Provide Added Value. J Comput Assist Tomogr 2015 May 1. [Epub ahead of print].

Prostata-MRT – Befundung und Dokumentation

4. Prostata-MRT – Befundung und Dokumentation

4.1. Anatomie der Prostata

Die Prostata gliedert sich anatomisch in eine kraniale Basis unterhalb der Samenbläschen und den kaudalen Apex als Austrittspunkt der Urethra. Ventrobasal grenzen die Harnblase mit der inneren Harnröhrenmündung und posterior das Rektum an die Prostata. Die Samenbläschen sitzen der Prostata basal ("flügelartig") auf und sind in der Regel sekretgefüllt (T2-hyperintens). Histologisch kann man in der Prostata

- das anteriore fibromuskuläre Stroma (AFS; deutlich T2-hypointens)
- die Transitionszone (TZ; heterogene T2-Veränderungen) um die intraprostatische Urethra
- die zentrale Zone (CZ; T2-hypointens) und
- die periphere Zone (PZ; beim älteren Mann T2-hyperintens)

einteilen (☞ Abb. 4.1). Der Terminus "zentrale Drüse" als Sammelbegriff sollte aufgrund der in der mpMRT klaren anatomischen Zuordnung vermieden werden. Mit fortschreitendem Alter kommt es durch zunehmende stromale (T2-hypointens) und glanduläre Hyperplasie (T2-hyperintens), die in der Transitionszone ihren Ursprung hat, zu einer Verdrängung der zentralen Zone nach dorsal basal und einer zunehmenden Kompression der peripheren Zone. Die Prostata wird von einem in den T2-gewichteten Bildern hypointensen Randsaum aus fibromuskulärem Gewebe umgeben, das in der Regel als Kapsel bezeichnet wird,

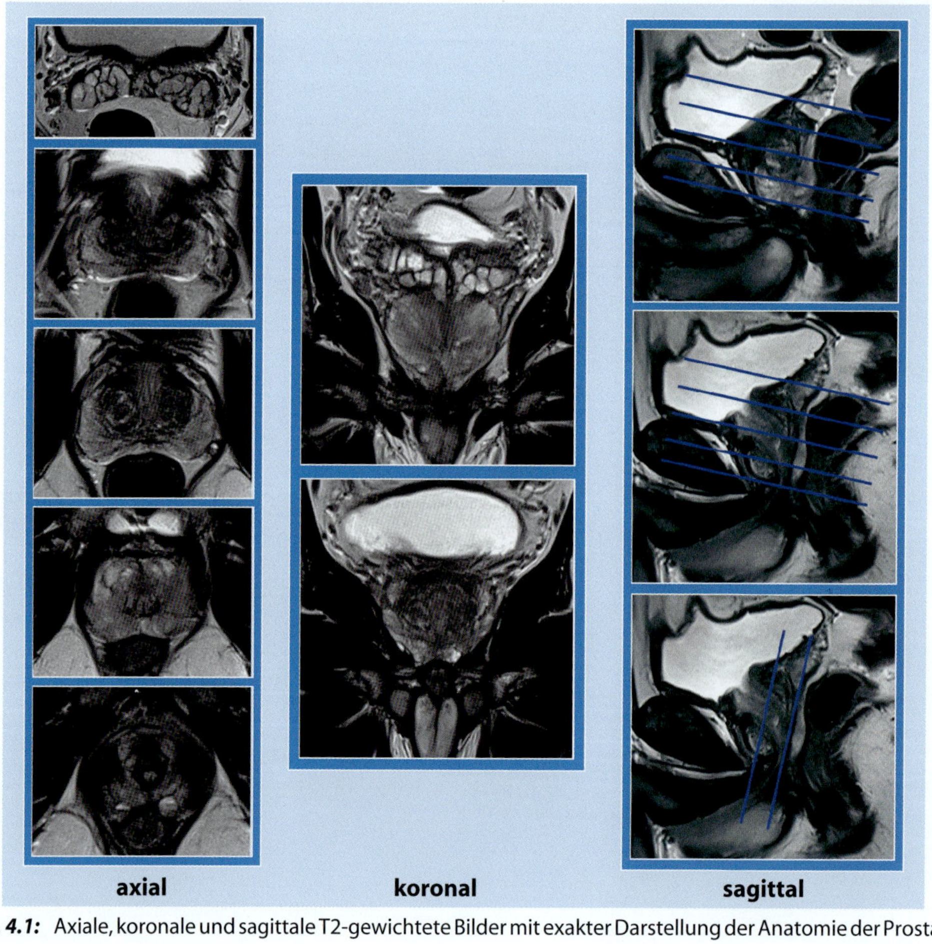

Abb. 4.1: Axiale, koronale und sagittale T2-gewichtete Bilder mit exakter Darstellung der Anatomie der Prostata.

auch wenn der Prostata eine eigentliche Kapsel fehlt. Transitionszone und periphere Zone werden durch eine in den T2-gewichteten Bildern hypointense Pseudokapsel aus komprimiertem Gewebe (als chirurgische Kapsel bezeichnet; Grenzstruktur bei transurethraler Resektion) getrennt. Posterolateral angrenzend an die Prostata befinden sich jeweils (bei 5 und 7 Uhr) die neurovaskulären Bündel. Die feinen Nervenfasern sind mit der mpMRT nicht auflösbar, dargestellt werden die begleitenden Gefäße.

Rund 70 bis 75% der Prostatakarzinome kommen in der peripheren Zone und ungefähr 20 bis 25% in der Transitionszone vor. Karzinome der zentralen Zone sind insgesamt selten und entsprechen oft von peripher einwachsenden Tumoren. Das anteriore fibromuskuläre Stroma ist dagegen nie Ursprung eines Karzinoms, hier lokalisierte Tumore sind aus der Umgebung eingewachsen. In Kollektiven mit vorangegangener TRUS-Biopsie besteht durch die von dorsal nach peripher ausgerichteter Biopsie eine gewisse Selektion, so dass die "normale" Verteilung der Tumorlokalisation in der MRT-Diagnostik verschieden sein kann.

Merke:

- Die Prostatabegrenzungen werden als Oberseite (Basis, basal), Spitze (Apex, apikal), Hinterseite (posterior) und Vordersseite (anterior) bezeichnet.
- Die anatomischen Zonen der Prostata, periphere Zone (PZ), Transitionszone (TZ), zentrale Zone (CZ) und anteriores fibromuskuläres Stroma (AFS) können eindeutig in der mpMRT abgegrenzt werden.

4.2. Lokalisationsschemata

Damit die Lokalisation eines Befundes bzw. einer suspekten Läsion an den urologischen Kollegen exakt kommuniziert werden kann, sollte ein Lokalisationsschema verwendet werden. In der Literatur sind mehrere Schemata publiziert, die sich vor allem in der Anzahl der Regionen unterscheiden. In der Regionenkarte PI-RADS v1 wurden 27 Regionen mit Ziffern unterschieden. Die aktuelle Regionenkarte der Version v2.1 unterscheidet sich nur gering von der Version v2. Im basalen Drittel wurde angrenzend zur zentralen Zone auf jeder Seite eine Region, die mit *PZpm* bezeichnet werden, ergänzt, so dass das Schema nun insgesamt 41 Regionen umfasst (PI-RADS v2.1, ☞ Abb 4.2). Im Befund sollte eindeutig kenntlich gemacht werden, welches Schema verwendet wurde.

Die Prostata wird axial in drei Höhen bzw. Drittel eingeteilt: apikales, mittleres und basales Drittel. Diese können auch mit *Apex*, *Mitte* und *Basis* bezeichnet werden. In den axialen Schichten werden das anteriore fibromuskuläres Stroma (AFS bzw. AS), die periphere Zone (PZ) und die Transitionszone (TZ) unterschieden. Nur basal gibt es zusätzlich die zentrale Zone (CZ). Die periphere Zone wird in den drei Höhen bds. jeweils in eine anteriore (PZa), eine posterolaterale (PZpl) und eine posteromediale (PZpm) Zone unterschieden. Die Transitionszone wird in den drei Dritteln beidseits jeweils in eine anteriore (TZa) und eine posteriore (TZp) Zone differenziert. Die Trennlinie zwischen anteriorer und posteriorer TZ sowie anteriorer und posterolateraler PZ liegt nicht in der Mitte der Prostata, sondern stellt einen 2 cm breiten Abstand vom Hinterrand der Prostata dar, der die übliche Eindringtiefe der Biopsienadel einer systematischen transrektalen Ultraschallbiopsie simulieren soll.

Um eine Lokalisation vollständig anzugeben, muss neben den Abkürzungen auch immer die Höhe und die Seite aufgeführt werden, z.B. *PZpl links apikal*, da eine posterolaterale Region auf beiden Seiten und in allen drei Dritteln existiert. Insgesamt werden somit 38 Regionen für die Prostata vergeben, dazu kommen die beiden Samenblasen bzw. Bläschendrüsen und die distale Urethra bis auf Höhe des externen Sphinkters unterhalb des Apex. Das Schema stellt weiterhin eine idealisierte und letztlich kaum vergrößerte Prostata dar. Bei den Untersuchungen im klinischen Alltag ist ein Großteil der Organe jedoch durch eine erhebliche Hyperplasie vergrößert, und die überdimensionale TZ verdrängt die PZ und CZ teilweise deutlich. Die Regionen müssen dann entsprechend extrapoliert werden.

Ein suspekter Befund sollte gemäß der Lage eingezeichnet werden, und so kann es sein, dass ein anteriorer Tumor eingezeichnet werden muss, obwohl an der Stelle im MRT vielleicht kein Stromabündel abgrenzbar ist. Eine bewusst abweichende Einzeichnung als Ausdruck der möglichen zonalen Tumorentstehung weiter lateral oder posterior würde dem urologischen Kollegen jedoch die Durchführung einer gezielten Biopsie erschweren bzw. eine Fehlerquelle darstellen. Eine weitere Fehlerquelle stellt nach wie vor die Einteilung in die drei Höhen der Prostata da. Hier ist genau darauf zu achten die Lage der Läsion in der sagittalen Ebene zu korrelieren und die Einteilung in Drittel möglichst zu beachten.

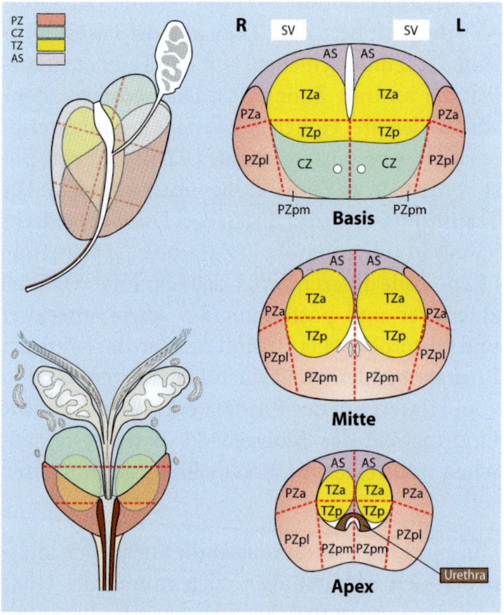

Abb. 4.2: Lokalisationsschema PI-RADS v2.1 (41-Regionen) (2). **PZ** = Periphere Zone; **TZ** = Transitionszone; **CZ** = Zentrale Zone; **AS** = Anteriores Stroma (AFS). **a** = anterior, **p** = posterior, **l** = lateral, **m** = medial.

Merke: Zur Veranschaulichung des Befundes und zur besseren interdisziplinären Kommunikation sollte stets ein aktuelles Lokalisationsschema verwendet werden.

4.3. Bewertung von MRT-Läsionen inklusive MRT-Staging

Die zunehmende Anwendung der Prostata-MRT in der klinischen Praxis, führte zu einer zunehmenden Verbreitung unterschiedlicher Bewertungssysteme, die sich hinsichtlich der zu vergebenen *Scores* und ihrem primären Anwendungszweck (Detektion, Staging, aktive Überwachung, Rezidivdiagnostik) unterschieden. Neben zweistufigen Bewertungssystemen (Tumor: ja/nein), haben sich 5-stufige Likert-Skalen-Bewertungssysteme mit äquidistanten Abstufungen zunehmend durchgesetzt [1]. Gemeinsam haben diese Bewertungssysteme, dass mit steigender Punktzahl ein Herd als zunehmend suspekt eingestuft wird.

In der 2012 erschienenen Richtlinie der europäischen Gesellschaft für Urogenitale Radiologie (ESUR) zur mpMRT der Prostata wurde in Anlehnung an das etablierte System in der Brustdiagnostik (BI-RADS) mit dem PI-RADS *(Prostate Imaging Reporting and Data System)* ein standardisiertes Bewertungssystem für die Prostatadiagnostik veröffentlicht [2]. In der initialen PI-RADS-Version (v1) erhielt eine Läsion in jeder Sequenz eine einzelne Bewertung von 1-5 und einen abschließenden Läsionsscore, der die Wahrscheinlichkeit wiederspiegelte, ob es sich um ein klinisch signifikantes Prostatakarzinom (Gleason-Score 3 + 4 = 7 oder höher; ISUP-Graduierungsgruppe ≥ 2) handelt. In Zusammenarbeit der amerikanischen Röntgengesellschaft (ACR), der ESUR und der AdMeTech Foundation (gemeinnützige Organisation zur Bekämpfung lebensbedrohlicher Krankheiten mit dem Schwerpunkt Prostatakarzinom) wurde eine zweite vollständig überarbeitete und erweiterte Version (PI-RADS v2) 2014 veröffentlicht [3]. Im Frühjahr 2019 wurden weitere Modifikationen in der aktuellen Version v2.1 vorgestellt [4]. Die deutlichsten Änderungen zur Vorversion betreffen die dezidierteren Bewertungen der Hyperplasieknoten und präzisere Vorgehensweise bei Läsionen im anterioren Stroma oder der zentralen Zone. Weiterhin wird auch in PI-RADS v2.1 jede Sequenz separat bewertet. Die Vorgehensweise zum Erreichen einer Gesamtbewertung für eine Läsion (*Läsionsscore*) ist genau definiert. Die finale Gesamtklassifikation von 1 bis 5 einer Prostata-MRT für einen Patienten spiegelt weiterhin die Wahrscheinlichkeit für das Vorliegen eines klinisch signifikanten Prostatakarzinoms wider und ist somit auf die Detektion ausgelegt. Ein klinisch signifikantes Karzinom ist in PI-RADS v2.1 definiert als Gleason-Score 3 + 4 oder höher und/oder ein Volumen ≥ 0,5 cm^3 und/oder extraprostatische Ausdehnung (EPE). Diese etwas weiter gefasste Definition ist der bekannten Schwierigkeit geschuldet, eine einheitliche Definition für einen klinisch signifikanten Tumor zu finden.

Insbesondere Untersuchungen mit Prostatakarzinom-suspekten Läsionen sollten immer auch ein ausführliches Staging beinhalten ("Detektion und Staging in einem"). Neben der Ausdehnung, des einseitigen oder beidseitigen Befalls und/oder einer evtl. vorliegenden Multifokalität, sollte die Kapselkontaktlänge (KKL; längster messbarer Kapselkontakt der Läsion), eine messbare Kapselüberschreitung, ein Kontakt zum neurovaskulären Bündel, zu den Samenbläschen oder der Urethra (insbesondere apikal) beschrieben werden. Eine messbare Überschreitung der Kapselkontur von 3 mm oder mehr sind ein sehr starkes Indiz für eine Kapselüberschreitung (ECE), so dass in diesen Fällen der Verdacht auf ein T3a-Stadium geäußert werden sollte. Ab einer Kapselkontaktlänge von 12 mm besteht bereits der Verdacht auf eine mikroskopische, fokale Kapselüberschreitung (FECE), die pathologisch in einem pT3a-Stadium resultieren kann, jedoch mittels MRT weder sicher diagnostiziert noch ausgeschlossen werden kann. Eine sichtbare Infiltration der Samenbläschen führt automatisch zum Verdacht auf ein T3b-Stadium, aber auch schon der Kontakt einer Prostatakarzinom-suspekten Läsion zu den Samenbläschen sollte stets beschrieben werden.

MRT-Staging	
cT2a-c	Ausdehnung (einseitig/beidseitig)
cT3a	• bei Überschreitung der Kapselkontur von ≥ 3 mm besteht der V.a. eine ECE • bei KKL ≥ 12 mm kann eine FECE nicht ausgeschlossen werden
cT3b	• bei sichtbarer Infiltration ist von einer SVI auszugehen • bei Kontakt zu den SV besteht der V.a. SVI
cT4	bei sichtbarer Infiltration von Nachbarstrukturen/-organen (Blase, Symphyse, Muskel etc.)

c = klinisch; **ECE** = extrakapsuläre Ausdehnung; **FECE** = fokale/mikroskopische extrakapsuläre Ausdehnung; **KKL** = Kapselkontaktlänge; **SVI** = Samenbläscheninfiltration

Eine abschließende PI-RADS-Klassifikation in der Beurteilung des Befundes bei bereits gesichertem Prostatakarzinom (z.B. auch im Rahmen einer aktiven Überwachungstherapie) kann zu Verwirrungen führen, insbesondere wenn das Karzinom nicht oder nur schlecht in der MRT sichtbar ist und formal einer PI-RADS-Klassifikation 2 oder 3 entspräche. Hier ist die Tumorausdehnung und der Nachweis höhergradiger Tumoren im Vordergrund, als Indiz für die weiteren Therapieentscheidungen (Fortsetzen einer aktiven Überwachung oder ggf. der Wechsel zu einer kurativen Therapie). Gleiches gilt für die Rezidivdiagnostik bzw. posttherapeutische MRT-Untersuchungen bei denen die Frage nach Metastasen oder eines Rezidivs im Fokus stehen. Läsionen können natürlich nach PI-RADS-Kriterien weiter bewertet werden und bei Bedarf im Befundteil auch entsprechend aufgeführt werden, eine abschließende PI-RADS-Klassifikation sollte aber aus unserer Sicht in solchen Fällen nicht in der Beurteilung erwähnt werden.

PI-RADS v2.1 Gesamtklassifikation	
PI-RADS 1	Klinisch signifikantes Prostatakarzinom sehr unwahrscheinlich
PI-RADS 2	Klinisch signifikantes Prostatakarzinom unwahrscheinlich
PI-RADS 3	Nicht eindeutiger bzw. kontrollbedürftiger Befund
PI-RADS 4	Klinisch signifikantes Prostatakarzinom wahrscheinlich
PI-RADS 5	Klinisch signifikantes Prostatakarzinom sehr wahrscheinlich

Merke:

- Die finale PI-RADS-Gesamtklassifikation von 1 bis 5 spiegelt die Wahrscheinlichkeit für das Vorliegen eines klinisch signifikanten Prostatakarzinoms für einen Patienten wider.
- Die PI-RADS-Gesamtklassifikation ist für die Prostatakarzinomdetektion und Biopsieentscheidung relevant und sollte immer abschließend angegeben werden. Bei Patienten mit bekanntem Prostatakarzinom macht die Angabe der PI-RADS-Gesamtklassifikation weniger Sinn; hier ist die Beantwortung der Fragen: Ausdehnung bzw. Größenprogress oder Kapselüberschreitung, Verdacht auf höhergradigere Tumoranteile und/oder Metastasen wichtiger für die weiteren therapeutischen Entscheidungen.
- Bei suspekten Läsionen sollte immer die Kapselkontaktlänge (KKL; längster Kapselkontakt der Läsion), eine messbare Kapselüberschreitung, der Kontakt zum neurovaskulären Bündel, zu den Samenbläschen oder der Urethra beschrieben werden.

T2 – periphere Zone (PZ)	
Score 1	Gleichmäßiges hyperintenses Signal *(normal)*
Score 2	Lineare **oder** keilförmige **oder** diffuse diskrete Hypointensitäten, üblicherweise mit unscharfen Rändern *(post-/entzündliche Veränderungen)*
Score 3	Heterogene Signalintensität **oder** nicht-umschriebene, rundliche moderate Hypointensitäten
Score 4	Umschriebenes, homogen hypointenses fokales Areal/Raumforderung auf die Prostata beschränkt mit einem maximalen Durchmesser von <1,5 cm
Score 5	Wie 4, aber mit einem maximalen Durchmesser von ≥1,5 cm **oder** mit extraprostatischer Ausdehnung **oder** invasivem Verhalten

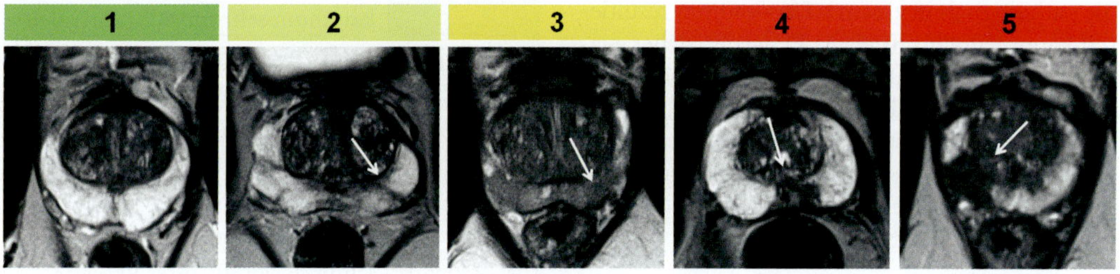

Abb. 4.3: Bildbeispiele zu den T2-Einzelscores (1-5) für Läsionen in der peripheren Zone (PI-RADS v2.1).

T2 – Transitionszone (TZ)	
Score 1	Normale TZ (selten) **oder** runder, vollständig umkapselter Knoten *(typischer Hyperplasieknoten)*
Score 2	Größtenteils umkapselter **oder** homogen umschriebener Knoten ohne Kapsel *(atypischer Hyperplasieknoten)* **oder** homogen gering hypointenses Areal zwischen Knoten
Score 3	Heterogene Signalintensität (diskrete bis moderate Hypointensitäten), nicht abgrenzbare Ränder
Score 4	Linsenförmiges **oder** nicht-umschriebenes (unscharf begrenztes), homogen hypointenses Areal mit einem maximalen Durchmesser von <1,5 cm
Score 5	Wie 4, aber mit einem maximalen Durchmesser von ≥1,5 cm **oder** mit extraprostatischer Ausdehnung **oder** invasivem Verhalten

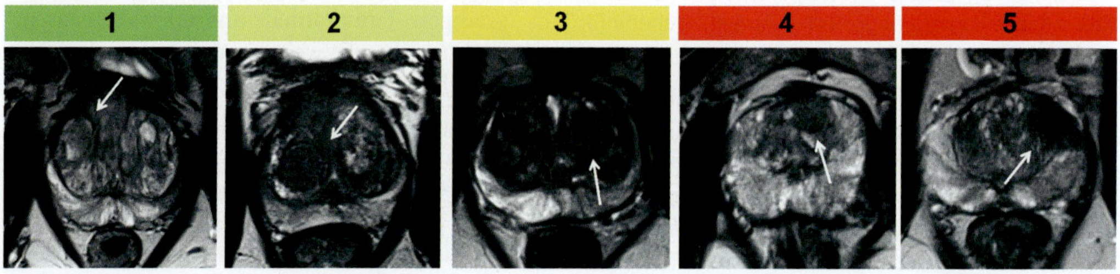

Abb. 4.4: Bildbeispiele zu den T2-Einzelscores (1-5) für Läsionen in der Transitionszone (PI-RADS v2.1).

4.3.1. Läsionsbewertung mittels PI-RADS v2.1

Die anatomischen hochaufgelösten T2-gewichteten Bilder sollten in allen drei Ebenen nach fokalen Signalabsenkungen durchgeschaut werden. Die funktionellen Sequenzen DWI mit der ADC-Karte und den hohen b-Wert-Bildern sowie DCE-Bilder mit den dynamischen T1-gewichteten KM-Bildern sind als "*Suchsequenzen*" zur Tumordetektion entscheidend und sollten ebenfalls sorgfältig durchgemustert werden. Zur Diagnostik sollte eine auffällige Region immer unbedingt in allen Sequenzen (T2, DWI, DCE) verglichen und analysiert werden, um eine abschließende Bewertung vornehmen zu können. Die Auswahl und Detektion der auffälligsten – sprich repräsentativen Läsionen (Indexläsionen) – sollte somit in allen drei MRT-Sequenzen erfolgen. Die an- bzw. abschließende Bewertung einer Läsion erfolgt für die T2 und DWI unverändert nach einer 5-Punkte-Skala, die DCE wird wie in der Vorversion als positiv (1) oder negativ (0) bewertet.

In den T2-gewichteten Bildern werden die Charakteristika einer Läsion deskriptiv für die periphere Zone und die Transitionszone getrennt beschrieben (☞ Abb. 4.3+4.4).

Zur korrekten Bewertung sind für die T2-gewichteten Bilder die Signalcharakteristik, die Form und die Randbegrenzung eines Herdes entscheidend. Ein gleichmäßig hyperintenses Signal in der peripheren Zone ist beim älteren Mann als normal anzusehen und erhält den T2-Einzelscore 1. Zu Läsionsbewertung in den T2-gewichteten Bildern sollten jedoch alle drei Ebenen herangezogen werden, insbesondere zur Beurteilung subkapsulärer peripherer Läsionen. Postentzündliche lineare Veränderungen sind in allen Ebenen als diese zu erkennen (T2-Einzelscore 2). Transversal keilförmige Veränderungen können zum Beispiel sich in der zweiten Ebene teils als eher fokales Areal herausstellen (dann liegt, insbesondere bei entsprechendem Korrelat in den anderen Sequenzen ein T2-Einzelscore 4 vor).

In der Transitionszone kann die heterogene Hyperplasie auf den ersten Blick bizarr und unübersichtlich aussehen. Zur besseren Einordnung der Veränderungen wurde deshalb in der v2.1 die Beschreibung der Hyperplasieknoten präzisiert. Umkapselte oder fast vollständig umkapselte, moderat hypointense Knoten, die entweder homogen sind oder signalreiche Binnensignale enthalten, werden mit einem T2-Einzelscore 1 bewertet (*typische Hyperplasie*). Die Kapsel ist als signalarmes Band erkennbar (sogenanntes Kohlestiftzeichen). Homogen, betont hypointense, glatt berandete Knoten erhalten einen T2-Einzelscore 2 und auch einen Läsionsscore 2, wenn sie in den ADC-/hohen b-Wert-Bildern nur eine gering bis moderate Diffusionsstörung aufweisen. Wenn jedoch eine betonte Absenkung der ADC und ein hohes Signal im hohen b-Wert-Bild für einen umkapselten oder fast vollständig umkapselten oder homogen hypointensen Knoten vorliegt, dann darf ein solcher Knoten als atypischer Knoten (mit T2-Einzelscore 2) mit einem Läsionsscore 3 bewertet werden. Dies bedeutet, dass Knoten letztendlich nur in Zusammenschau von T2 und DWI einen Läsionsscore erhalten können (☞ Abb. 4.5). Hierbei ist zu beachten, dass dies nur für glatt begrenzte in den T2-gewichteten Bildern hypointense Knoten möglich ist. Sobald eine unscharfe Berandung vorliegt, handelt es sich weiterhin um eine suspekte Läsion, die mit einem T2-Einzelscore 4 bewertet werden muss und somit in der TZ einen Läsionsscore von 4 erhält.

Das Größenkriterium kleiner oder größer-gleich 1,5 cm bleibt unverändert und trennt auch in PI-RADS v2.1 den T2- und DWI-Einzelscore 4 von 5. Dies gilt sowohl für die periphere als auch die Transitionszone und ist primär darin begründet, dass es sich generell bei einem größeren Herdbefund mit höherer Wahrscheinlichkeit um ein klinisch signifikantes Prostatakarzinom handelt [5]. Angemerkt sei jedoch, dass natürlich auch kleinere Läsionen aggressive Karzinome beinhalten können.

Die Bewertung der DWI-Sequenz erfolgt anhand der ADC-Parameterbilder in Verbindung mit den hohen b-Wert-Bilder (☞ Abb. 4.6a+b).

PI-RADS v2.1 empfiehlt die ADC-Karte bei Bedarf per Hand zu fenstern, damit ein suffizienter Bildeindruck entsteht. Für das zu wählende Fenster gibt es keinen Standard, so dass jeder Anwender selbst kritisch prüfen muss, welche Einstellungen am besten geeignet sind, um Tumore zu erkennen. Nicht zuletzt aufgrund der Anfälligkeit für Artefakte soll die DWI nie alleine, sondern immer in Zusammenschau mit allen anderen Sequenzen betrachtet werden. Auffällige Befunde weisen stets

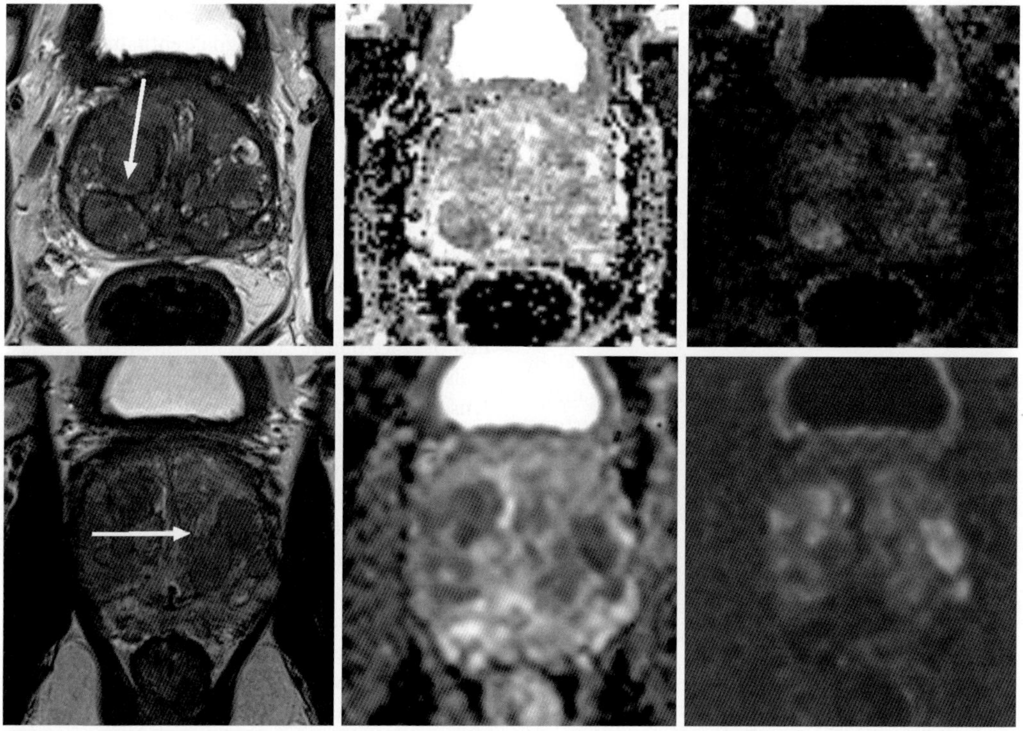

Abb. 4.5: Bildbeispiele zur Bewertung von Hyperplasieknoten in der Transitionszone (TZ). **Oben**: PI-RADS v2.1 – Regio TZp rechts mittig: T2 2, DWI 3 = PI-RADS 2. **Unten**: PI-RADS v2.1 – Regio TZa/p links mittig: T2 2, DWI 4/5 = PI-RADS 3 (atypischer Hyperplasieknoten).

die Kombination aus ADC-Absenkung und Signalanhebung in den hohen b-Wert-Bildern auf (*black and white*-Zeichen; DWI-Einzel-Score 4 und 5). Jedoch, auch abhängig von der Qualität der DWI-Sequenz und des MRT-Gerätes kann die Ausprägung dieses radiologischen Zeichens variieren. Einzelne Tumoren können auch lediglich eine ADC-Absenkung aufweisen ohne dass die hohen b-Wert-Bilder relevant signalangehoben sind. In solchen Fällen können periphere Läsionen oder auch Läsionen in AFS bzw. CZ mit DWI-Einzelscore 3 über die DCE zu einem Läsionscore 4 führen (☞ Darstellung zur Ermittlung des PI-RADS-Scores pro Läsion).

Die Wichtigkeit der Perfusionsbildgebung (DCE) der Prostata wird in PI-RADS v2.1 weiter unterstrichen. Jede standardisierte Prostata-MRT sollte zur exakten Karzinomdiagnostik die DCE enthalten, um signifikante Tumore nicht zu verpassen. Hierzu zählen nicht zuletzt auch Tumoren der zentralen Zone und subkapsuläre Karzinome der peripheren Zone, die bei geringem Volumen der DWI entgehen können. Anders als bei der T2 und der DWI werden bei der Perfusion entweder 0 Punkte (–) oder 1 Punkt (+) vergeben (☞ Abb. 4.7a). Zur positiven Bewertung der DCE müssen Areale mit früher KM-Anreicherung immer ein Korrelat in den anderen Sequenzen zeigen. Eine negative DCE-Bewertung bei symmetrischer Mehrperfusion der peripheren Zone und/oder bei fokaler Mehrperfusion von Hyperplasieknoten in der Transitionszone kann anfänglich gewöhnungsbedürftig sein.

Jede suspekte Läsion (Auswahl der Indexläsionen immer in allen drei Sequenzen) wird abschließend mit einem PI-RADS-Läsionsscore nach einem festen Schema bewertet (☞ Abb. 4.10). Für eine periphere Läsion wird zur Ermittlung des Läsionsscores primär der Einzelscore, der aus den Diffusionsbildern resultiert, verwendet. Eine positive Bewertung der DCE kann hierbei einen DWI-Läsionsscore von 3 (entweder fokale ADC-Minderung oder fokal hyperintenses Signal in den hohen b-Wert-Bildern = nicht eindeutig) auf einen Läsi-

Diffusionsbildgebung (DWI)	
Score 1	Keine Auffälligkeit in der ADC und den hohen b-Werten *(normal)*
Score 2	Lineare/keilförmige Hypointensität in der ADC **und/oder** lineare/keilförmige Hyperintensität in den hohen b-Werten
Score 3	Fokales (i.d.R. diskret bis moderat) hypointenses Areal in der ADC **oder** fokal hyperintenses Areal in den hohen b-Werten (aber nicht beides zusammen)
Score 4	Fokales eindeutig hypointenses Areal in der ADC **und** betont hyperintens in den hohen b-Werten mit einem maximalen Durchmesser von <1,5 cm
Score 5	Wie 4, aber mit einem maximalen Durchmesser von ≥1,5 cm **oder** mit extraprostatischer Ausdehnung **oder** invasivem Verhalten

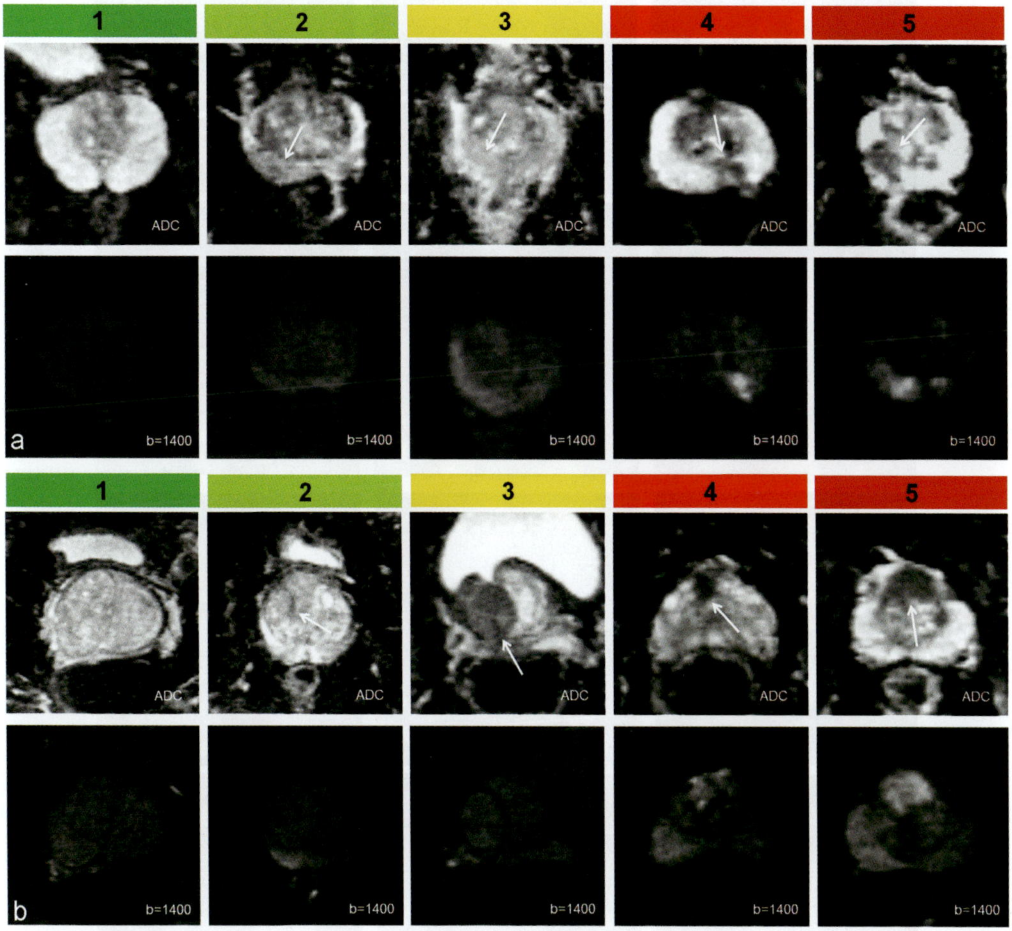

Abb. 4.6a+b: Bildbeispiele zu den DWI-Einzelscores (1-5) für Läsionen der peripheren Zone (**a**) und Transitionszone (**b**) (PI-RADS v2.1).

Perfusionsbildgebung (DCE)	
Score 0 (–)	• Keine frühe oder gleichzeitige Anreicherung **oder** diffuse multifokale/flächige Anreicherung ohne fokales korrespondierendes Areal in T2 und/oder DWI *(Prostatitis)* **oder** fokale Anreicherung korrespondierend zu einem Hyperplasieareal in T2 *(Hyperplasieknoten inkl. hernierter Knoten)*
Score 1 (+)	• Fokale Anreicherung **und** frühere oder gleichzeitige Anreicherung zum angrenzenden normalen Prostatagewebe **und** korrelierende Anreicherung zu einem suspekten Areal in T2 und/oder DWI

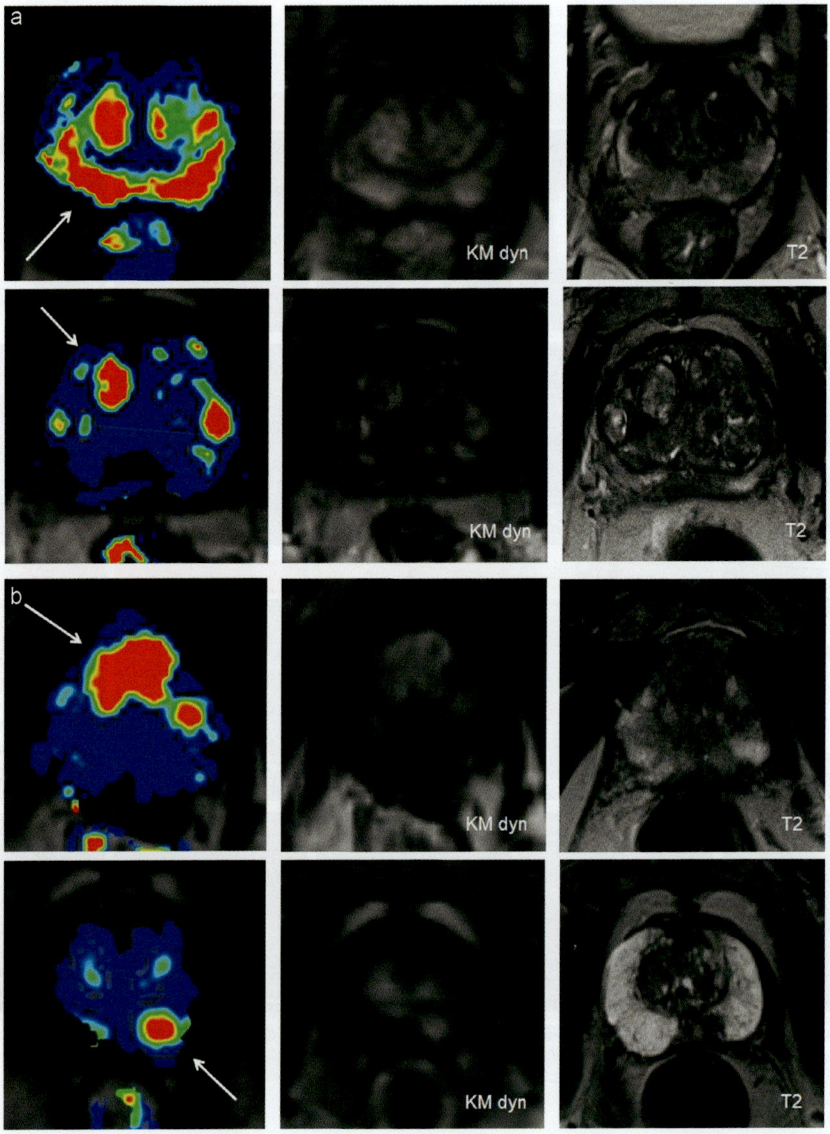

Abb. 4.7a+b: Bildbeispiele zu den Einzelscores in der DCE (PI-RADS v2.1). **a**: negativ = 0; symmetrische Anreicherung bei Prostatitis und fokale Anreicherung eines Hyperplasieknotens. **b**: positiv = 1; fokal, asymmetrische Anreicherung mit korrelierendem suspekten Areal in T2.

onsscore von 4 (suspekt) anheben. Hierdurch können einzelne klinisch signifikante Prostatakarzinome rechtzeitig detektiert bzw. nicht verpasst werden [6]. Bei Läsionen in der Transitionszone erfolgt die finale Bewertung primär aus dem Einzelscore der T2. Nach der PI-RADS-Originalpublikation kann ein DWI-Einzelscore von 5 den T2-Einzelscore von 3 auf einen Läsionsscore von 4 erhöhen. Unsere Erfahrungen zeigen jedoch, dass ein Höherstufen einer Läsion mit T2-Einzelscore 3 in der TZ auf einen Läsionsscore 4 bereits ab einem DWI-Einzelscore von 4 Sinn macht, da auch Läsionen <1,5 cm aggressive Tumoren darstellen können, insbesondere bei eindeutigem *black and white*-Zeichen.

Der höchste Läsionsscore ergibt die finale Gesamtklassifikation ("*overall* PI-RADS *category*") für den Patienten bzw. die gesamte MRT-Untersuchung. Für jeden Patienten bzw. jede Prostata wird somit abschließend in der Beurteilung nur eine(!) PI-RADS-Gesamtklassifikation vergeben.

Merke:

- Zur PI-RADS-Bewertung werden die Begriffe *Einzelscore* (für T2, DWI, DCE), *Läsionsscore* (pro auffälliges Areal) und *Gesamtklassifikation* (pro Patient) unterschieden!
- Beim PI-RADS v2.1 erfolgt die Läsionswahl und auch die Läsionsbewertung immer anhand aller drei Sequenzen (T2, DWI und DCE). Der abschließende PI-RADS-Läsionsscore wird im Wesentlichen durch die dominante Sequenz bestimmt. Eine Anhebung des Läsionsscores ist unter bestimmten Voraussetzungen möglich.

Bezeichnung		Bewertung
Einzelscore	T2	1-5
	DWI	1-5
	DCE	0-1 (+/-)
Läsionsscore	pro Läsion	1-5
Gesamtklassifikation	pro Patient	1-5

Tab. 4.1: Bezeichnungen der einzelnen Bewertungen (Scores).

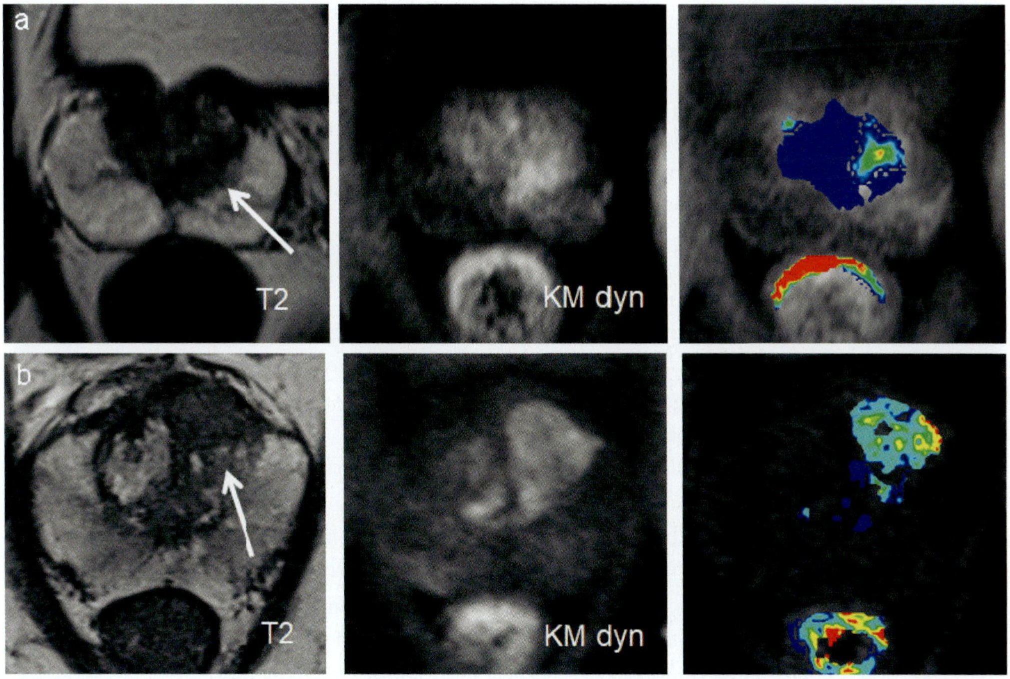

Abb. 4.8a+b: Läsionsscores in der zentralen Zone (CZ, **a**) und im anterioren fibromuskulären Stroma (AFS, **b**).

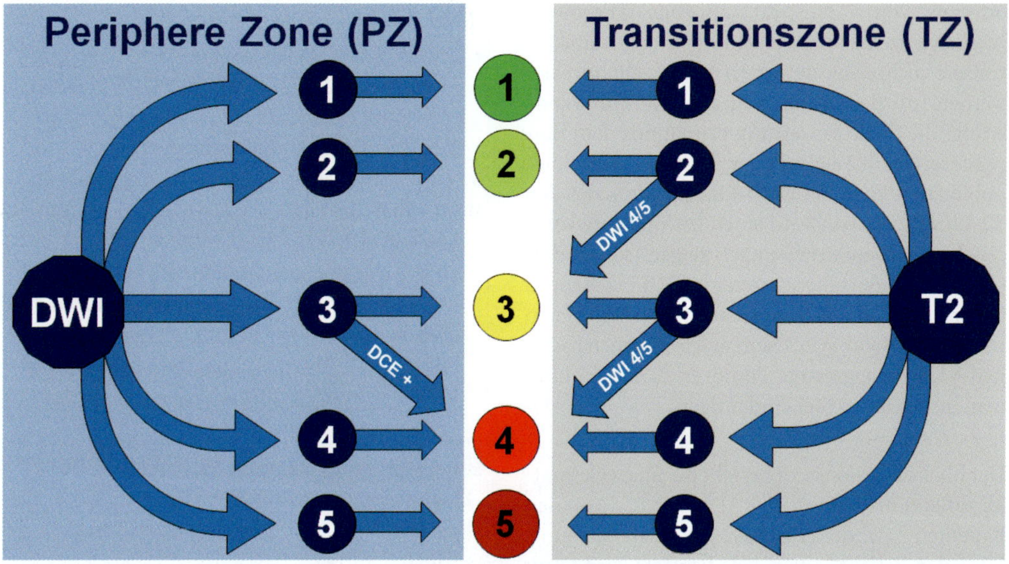

Abb. 4.9: Schematische Darstellung zur Ermittlung des PI-RADS-Scores pro Läsion (Läsionsscore). Modifizierte Grafik, abweichend von der Originalversion PI-RADS v2.1. Unserer Meinung nach kann ein DWI-Einzelscore 4 oder 5 einen Herd in der Transitionszone mit einem Score von 3 in der T2 auf einen Läsionsscore von 4 anheben.

4.3.2. Unterschiede zwischen PI-RADS v2 und v2.1

Insgesamt wurden kleinere Verfeinerungen und Präzisierungen im Vergleich zur zweiten PI-RADS-Version durchführt mit dem primären Ziel einer Verbesserung der Übereinstimmung zwischen unterschiedlichen Befundern bzw. Radiologen [7, 8]. Neben kleineren Modifikationen technischer Parameter zur Vereinfachung des Protokolls, ist die relevanteste Änderung die genauere Bewertung und Beschreibung der Hyperplasieknoten in der Transitionszone, wie oben beschrieben. Darüber hinaus wurde in der DWI-Bewertung wieder die ADC-reduzierte Läsion ohne betont hyperintenses Korrelat im hohen b-Wert-Bild als DWI-Einzelscore 3 aufgenommen (ähnlich der PI-RADS v1). Dadurch können Tumoren, die primär in der ADC auffallen, jedoch im b-Wert-Bild isointens oder nur gering hyperintens erscheinen (ggf. auch bedingt durch geringeres SNR bei älteren MRT-Geräten oder geringerer Feldstärke), formal mit einem DWI-Einzelscore 3 bewertet

Gesamtscore	Konklusion
PI-RADS 1/2	**Kein auffälliges Areal nachweisbar** Urologische Kontrollen (MRT-Kontrolle primär nicht erforderlich) *Tumorwahrscheinlichkeit <5 % (kein klinisch relevantes PCa)*
PI-RADS 3	**Kontrollbedürftiger Befund** (u.a. kleines/fragliches Areal, kein/kaum Kapselkontakt) MRT-Kontrolle nach 12-24 Monaten *Tumorwahrscheinlichkeit <15 % (max. 5 % klinisch relevante PCa)*
PI-RADS 4	**Auffälliger abklärungsbedürftiger Befund** Eine MR-gezielte bioptische Abklärung sollte erfolgen *Tumorwahrscheinlichkeit >60 % (über 50 % klinisch relevante PCa)*
PI-RADS 5	**Hochgradiger V.a. ein signifikantes Prostatakarzinom** Eine MR-gezielte bioptische Abklärung sollte zeitnah erfolgen *Tumorwahrscheinlichkeit >90 % (über 80 % klinisch relevante PCa)*

PCa = Prostatakarzinom

werden müssen, bei fokaler Perfusionssteigerung auf einen Läsionsscore von 4 angehoben werden. Des Weiteren wurde die Bewertung von Läsionen in der zentralen Zone (CZ) oder mit vermeidlichem Zentrum im anterioren fibromuskulären Stroma (AFS) ausführlicher dargestellt. Entscheidend für diese Läsionen ist häufig ein fokales KM-Enhancement als Hinweis auf ein Prostatakarzinom oder aber die fehlende KM-Anreicherung als Zeichen für Benignität (☞Abb. 4.7b).

4.4. Befundungsdurchführung

Die im Folgenden beschriebene Herangehensweise hat sich in unserer praktischen Routine etabliert und bewährt.

Beginnend ist eine Durchmusterung der Prostata in den axialen T2-gwichteten Bildern von der Peniswurzel bis zur Harnblase (vom Apex bis zur Basis) sinnvoll. Hierbei kann ein erster Überblick über die Ausdehnung und Morphologie der peripheren Zone und Transitionszone gewonnen werden. Postoperative oder postinterventionelle Veränderungen können in ihrem Ausmaß erfasst werden. Anschließend erfolgt die genauere Betrachtung der Zonen in allen Ebenen der T2-gewichteten Bilder. Nach einem morphologischen Überblick, sollten die funktionellen Sequenzen korrelierend hinzugenommen werden. Es stehen die Bilderstapel der ADC, der hohen b-Werte und der DCE als sogenannte *Suchsequenzen* zur Verfügung. Die ADC-Parameterbilder werden hinsichtlich fokaler Signalabsenkungen und die Bilder der hohen b-Werte auf fokale Signalsteigerungen durchgemustert. Bei der Betrachtung der Perfusion geht es vor allem um asymmetrische, atypische oder frühe fokale Perfusionssteigerungen. Jede fokale Perfusionssteigerung in der peripheren Zone, im anterioren Stroma oder in der zentralen Zone sollte mit den übrigen Sequenzen korreliert werden. Der Schlüssel zu einem guten Prostatabefund ist der Schicht-für-Schicht-Vergleich von Läsionen parallel in allen verwendeten Sequenzen, die gekoppelt nebeneinander betrachtet werden sollten. Die späten KM-Phasenbilder sollten stets hinsichtlich atypisch perfundierter Areale (z.B. im AFS) sondiert werden. Auffälligkeiten in den DWI-Suchsequenzen sollten immer auf das Vorliegen von Artefakten kritisch überprüft werden. Insbesondere Luft im Rektum oder Verkalkungen können fokale Signalveränderungen vortäuschen.

In den T1-Bildern müssen zudem Einblutungen in der Prostata oder den Samenbläschen und Verkalkungen als möglicher Grund von Signalveränderungen beachtet und erkannt werden.

Neben der Bläschendrüse sollten auch die Prostatabegrenzung, die Knochen und Lymphknotenstationen in den axialen T1-gewichteten Bildern mit großem FoV betrachtet werden. Abschließend sollten alle Sequenzen auf Nebenbefunde (Harnblase, Knochen, Hernien, Rektum, etc.) analysiert werden.

Die Ermittlung der Größenausdehnung von Läsionen soll nach PI-RADS v2.1 für die periphere Zone primär in der ADC-Karte und für die Transitionszone primär in den axialen T2-gewichteten Bildern erfolgen. Einzelne Studien haben gezeigt, dass Läsionen in ihrer Größe insbesondere in den T2-gewichteten Bildern über- bzw. unterschätzt werden können. Das Tumorvolumen gemessen in der ADC-Karte oder auch in den DCE-Bildern scheint verglichen mit dem pathologischen Tumorvolumen am genauesten zu korrelieren [9-12]. Die DWI-Bilder können jedoch durch Artefakte verzerrt sein. Letztlich weicht die Größenbestimmung im MRT oft von den Angaben der Pathologie ab. Dies gilt insbesondere für den Gleason-Grad 3. Generell sollte die Sequenz bevorzugt werden, in der sich die Läsion am besten ausmessen lässt. Sollte die Läsion in der sagittalen oder koronalen T2-gewichteten Bildern den größten Durchmesser aufweisen, so sollte dieser verwendet und die Sequenz sowie Ebene entsprechend angegeben werden. In vielen Zentren wird die Ausdehnung einer Läsion in drei Raumebenen gemessen und dokumentiert.

Die Volumenberechnung der Prostata sollte entweder mittels Ellipsoidformel oder mittels softwaregestützter Bestimmung (Volumenrendering; Segmentierung) erfolgen. Für die manuelle Berechnung sollten die maximale Breitenausdehnung in den anatomisch gekippten axialen T2-gewichteten Bildern und die maximale anterior-posteriore Ausdehnung ebenso wie die maximale kranio-kaudale Ausdehnung in den sagittalen T2-gewichteten Bildern (möglichst senkrecht auf die transversale Messungen) erfolgen (☞ Abb. 4.10). Die kranio-kaudale Messung erfolgt von der Basis (Samenbläschenansatz) bis zum Austrittspunkt der Urethra (Apex). Die drei Messungen werden

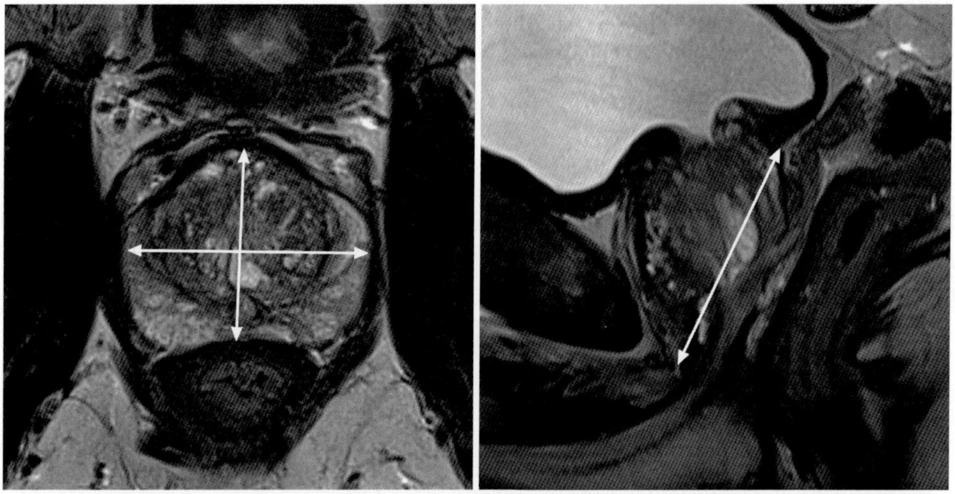

Abb. 4.10: Volumenberechnung der Prostata in der MRT.

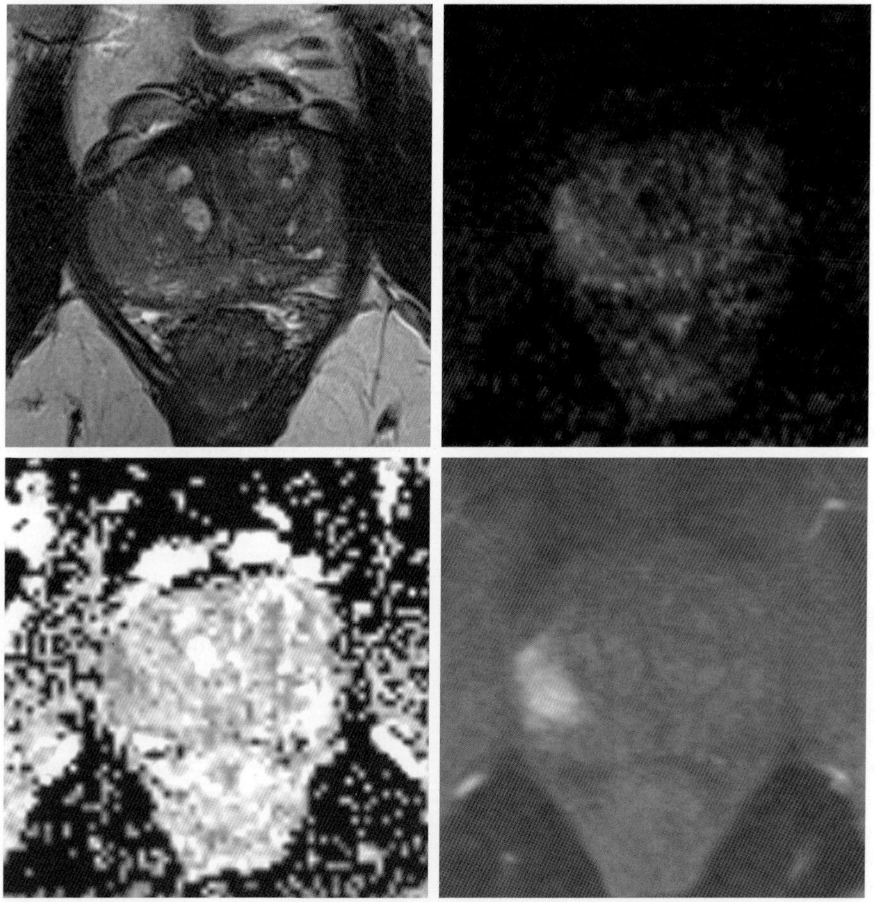

Abb. 4.11: Befundbeispiel einer Untersuchung mit hohem Stellenwert der DCE-Bildgebung. Das Prostatakarzinom ist in den T2- und DWI-Bildern nur schwer zu erkennen, jedoch in der DCE eindeutig demaskiert. PI-RADS v2.1 – Regio PZpl rechts mittig: T2 3, DWI 3, DCE 1 (+) = PI-RADS 4.

Befund:
Erstvorstellung.

Es liegen keine Voraufnahmen vor.

Prostatavolumen: *Länge x Breite x Höhe x 0,52 (ml)*
PSA-Dichte: *PSA-Wert/Volumen (ng/ml/ml)*

Transitionszone (TZ) inkl. anteriores fibromuskuläres Stroma (AFS):
Moderate stromale und glanduläre Hyperplasie; fokal hypointenses Areal in den T2-gewichteten Bildern mit Diffusionsstörung links apikal anterior (Areal 1); breiter anteriorer Kapselkontakt mit Vorwölbung

Periphere Zone (PZ) inkl. zentrale Zone (CZ):
Erhaltene PZ mit teils streifigen Signalabsenkungen in den T2-gewichteten Bildern; flaues Areal links posterolateral basal mit früher, fokaler Mehrperfusion (Areal 2).

Samenbläschen: unauffällig
Lymphknoten: nicht pathologisch vergrößert
Knochen: homogenes Knochenmarksignal
Harnblase: unauffällig
Sonstiges: Leistenhernie, Sigmadivertikulose etc.

Die Areale im Einzelnen:
Areal 1: Regio: TZa apikal links (5 Ima 11)
Max. Ausdehnung 19 mm; ADC-Wert: 645
PI-RADS v2.1: 5 (T2 5, DWI 5, DCE 1)
Kapselkontaktlänge (KKL) 15 mm

Areal 2: Regio: PZpl basal links (5 Ima 9)
Max. Ausdehnung 8 mm; ADC-Wert: 785
PI-RADS v2.1: 4 (T2 3, DWI 3, DCE 1)

Beurteilung:
V.a. anterior-apikales Prostatakarzinom links sowie weiteres suspektes Areal peripher links basal.

Gesamtklassifikation: PI-RADS 5
MR-tomographisch V.a. cT3a

Eine MR-gezielte Biopsie der beschriebenen Areale sollte zeitnah erfolgen.

Abb. 4.12: Beispiel für einen Musterbefund.

anschließend miteinander und mit 0,52 multipliziert, um das Volumen der Prostata abzuschätzen.

Prostata-Volumengraduierung	
15-30 ml	normale Größe der Prostata
30-45 ml	geringe Prostatavergrößerung
45-60 ml	moderate Prostatavergrößerung
60-90 ml	deutliche Prostatavergrößerung
90-120 ml	ausgeprägte Prostatavergrößerung
> 120 ml	massive Prostatavergrößerung

Tab. 4.2: Prostata-Volumengraduierung.

In der abschließenden Beurteilung einer Prostata-MRT sollten eine kurze Beschreibung des wesentlichen Befundes sowie eine PI-RADS-Gesamtklassifikation dokumentiert werden. Der höchste PI-RADS-Läsionsscore ergibt hierbei die finale PI-RADS-Gesamtklassifikation für den Patienten. Auch sollte eine daraus resultierende Konklusion und weitere empfohlene Procedere in jeder Befundbeurteilung genannt werden.

Merke: Alle Sequenzen sollten gekoppelt nebeneinander analysiert und Auffälligkeiten in einer Sequenz mit den anderen Sequenzen direkt korreliert werden.

4.5. Musterbefund

Ein Beispiel für einen Musterbefund findet sich in Abb. 4.12.

4.6. Literatur

1. Dickinson L, Ahmed HU, Allen C, et al. Scoring systems used for the interpretation and reporting of multiparametric MRI for prostate cancer detection, localization, and characterization: could standardization lead to improved utilization of imaging within the diagnostic pathway? J Magn Reson Imaging 2013; 37(1):48-58.

2. Barentsz JO, Richenberg J, Clements R, et al. European Society of Urogenital Radiology. ESUR prostate MR guidelines 2012. Eur Radiol 2012; 22(4):746-57.

3. Weinreb JC, Barentsz JO, Choyke PL, et al. PI-RADS Prostate Imaging - Reporting and Data System: 2015, Version 2. Eur Urol 2015: S0302-2838(15)00848-9.

4. Turkbey B, Rosenkrantz AB, Haider MA, Padhani AR, Villeirs G, Macura KJ, Tempany CM, Choyke PL, Cornud F, Margolis DJ, Thoeny HC, Verma S, Barentsz J, Weinreb JC. Prostate Imaging Reporting and Data System Version 2.1: 2019 Update of Prostate Imaging Reporting and Data System Version 2. Eur Urol. 2019. pii: S0302-2838(19)30180-0

5. Wolters T, Roobol MJ, van Leeuwen PJ, et al. A critical analysis of the tumor volume threshold for clinically insignificant prostate cancer using a data set of a randomized screening trial. J Urol 2011; 185(1):121-5.

6. Druskin SC, Ward R, Purysko AS, et al. Dynamic Contrast Enhanced Magnetic Resonance Imaging Improves Classification of Prostate Lesions: A Study of Pathological Outcomes on Targeted Prostate Biopsy. J Urol 2017 Dec;198(6):1301-1308.

7. Ullrich T, Schimmöller L. Perspective: a critical assessment of PI-RADS 2.1. Abdom Radiol (NY). 2020 Feb 3. doi: 10.1007/s00261-020-02424-7.

8. Israël B, Leest MV, Sedelaar M et al. Multiparametric Magnetic Resonance Imaging for the Detection of Clinically Significant Prostate Cancer: What Urologists Need to Know. Part 2: Interpretation. Eur Urol. 2020 Apr;77 (4):469-480.

9. Mazaheri Y, Hricak H, Fine SW, et al. Prostate tumor volume measurement with combined T2-weighted imaging and diffusion-weighted MR: correlation with pathologic tumor volume. Radiology 2009; 252(2):449-57.

10. Le Nobin J, Orczyk C, Deng FM, et al. Prostate tumour volumes: evaluation of the agreement between magnetic resonance imaging and histology using novel co-registration software. BJU Int 2014; 114(6b):E105-12.

11. Donati OF, Afaq A, Vargas HA, et al. Prostate MRI: evaluating tumor volume and apparent diffusion coefficient as surrogate biomarkers for predicting tumor Gleason score. Clin Cancer Res 2014; 20(14):3705-11.

12. Sun C, Chatterjee A, Yousuf A, et al. Comparison of T2-Weighted Imaging, DWI, and Dynamic Contrast-Enhanced MRI for Calculation of Prostate Cancer Index Lesion Volume: Correlation With Whole-Mount Pathology. AJR 2019 Feb;212(2):351-356.

Prostata-MRT – Diagnostik an Fallbeispielen

5. Prostata-MRT – Diagnostik an Fallbeispielen

Prostatakarzinome der peripheren Zone

☞ Abb. 5.1+5.2

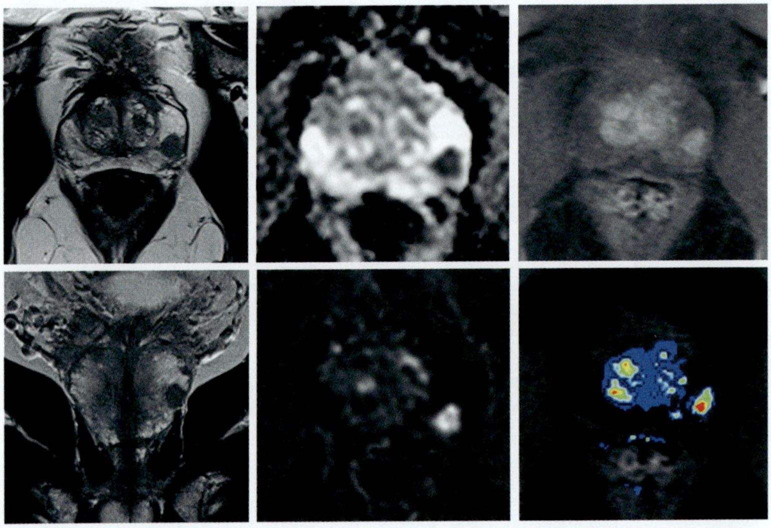

Abb. 5.1: Klassisches Prostatakarzinom der peripheren Zone posterolateral links. In den T2-gewichteten und ADC-Bildern signalgemindertes und partiell unscharf berandetes Areal (<1,5 cm), signalreich im hohen b-Wert-Bild (kalkuliert b = 1800 s/mm²) und fokal früh perfundiert. PI-RADS v2.1 - Regio PZpl links mittleres Drittel: T2 4, DWI 4, DCE 1 (+) = PI-RADS 4.

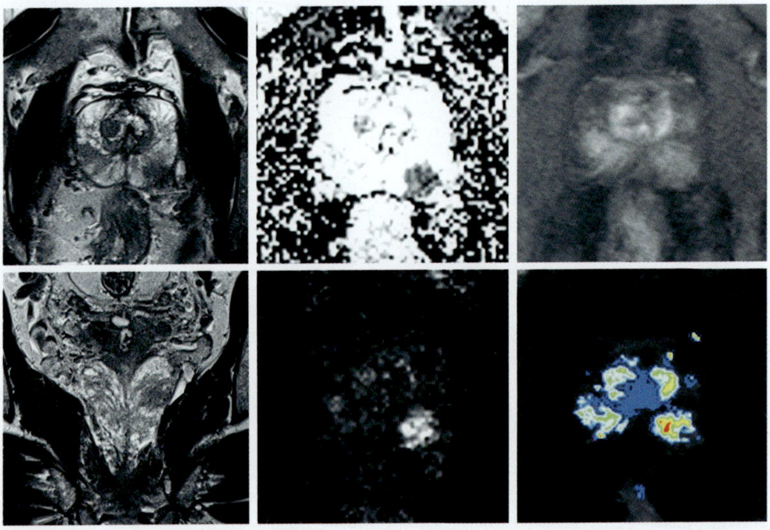

Abb. 5.2: Bifokales Prostatakarzinom der peripheren Zone beidseits. Die Tumoren zeigen eine differente Diffusionsstörung mit einem kräftigeren *black and white*-Zeichen des linken Tumors (>1,5 cm) und einer deutlich fokalen Perfusionssteigerung. PI-RADS v2.1 – Regio PZpm/pl links mittleres Drittel: T2 5, DWI 5, DCE 1 (+) = PI-RADS 5 und Regio PZpl rechts mittleres Drittel: T2 4, DWI 3, DCE 1 (+) = PI-RADS 4. Die MRT-gestützte Fusionsbiopsie ergab ein Adenokarzinom beidseits mit einem Gleason-Score von 3 + 4 = 7 (ISUP-Graduierungsgruppe 2) rechts und 4 + 3 = 7 (ISUP-Graduierungsgruppe 3) links. Das *black and white*-Zeichen korreliert nicht mit der Tumor Aggressivität. Hier ist nur der ADC-Wert hilfreich.

Prostatakarzinome der Transitionszone

☞ Abb. 5.3+5.4

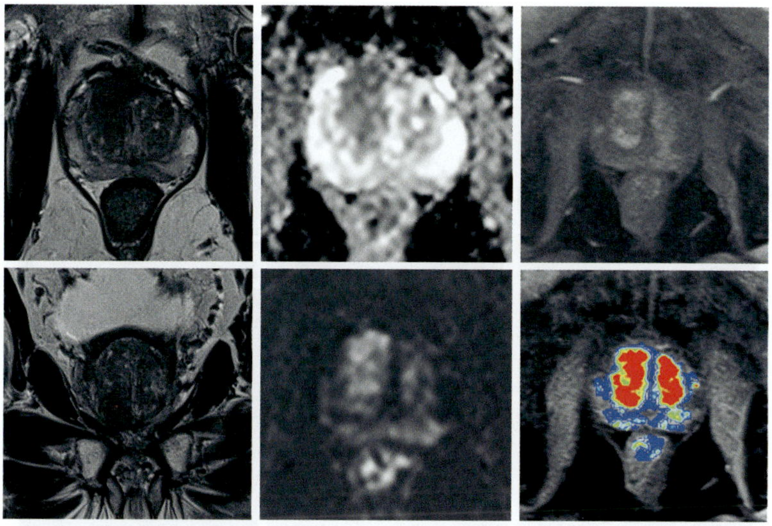

Abb. 5.3: Unscharf begrenztes, großes in den T2-gewichteten Bildern hypointenses Areal in der anterioren Transitionszone rechts mit Ausdehnung bis in das anteriore Stroma. Deutliche Diffusionsstörung und ADC-Reduktion sowie flächige frühe Perfusion mit entsprechendem Korrelat. PI-RADS v2.1 – Regio TZa/AFS rechts: T2 5, DWI 5, DCE 1 (+) = PI-RADS 5. Die gezielte MRT-gestützte Fusionsbiopsie ergab einen Gleason-Score 3 + 4 = 7 (Infiltrationsanteil 60%; ISUP-Graduierungsgruppe 2).

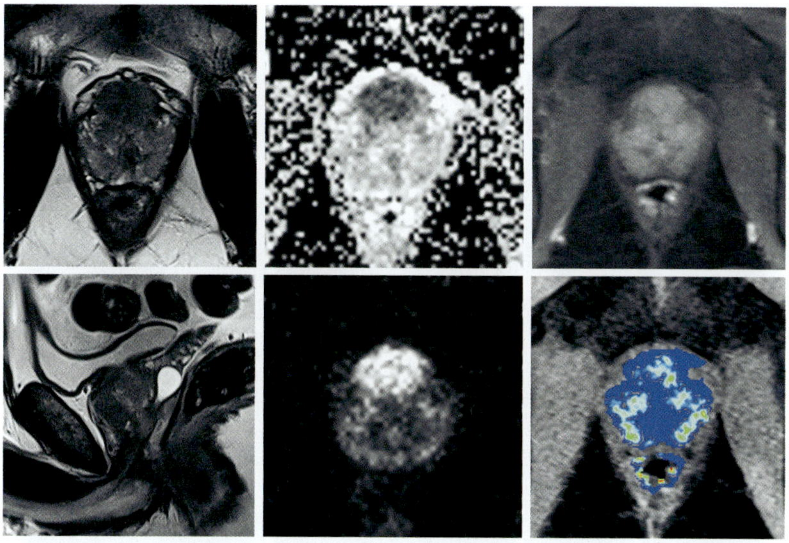

Abb. 5.4: Anteriorer Tumor (anteriore periphere Zone sowie anteriores Stroma und geringer auch anteriore Transitionszone) mit tumortypisch intermediärem Grau in den T2-gewichteten Bildern, deutlicher Diffusionsstörung (*black and white*) und anteriorer Perfusion, die in der Parameterkarte bedingt durch eine eher kontinuierliche Perfusion weniger akzentuiert erscheint. Insbesondere bei den anterioren Karzinomen ist die Beurteilung der DCE-Bilder wichtig, weil hier anterior niemals eine vermehrte Perfusion abgrenzbar sein darf. PI-RADS v2.1 – Regio PZa/AFS/TZa rechts apikal: T2 5, DWI 5, DCE 1 (+) = PI-RADS 5. Breiter anteriorer Kapselkontakt mit Vorwölbung der Kapsel. Nach radikaler Prostatektomie ergab sich eine abschließende Pathologie mit pT2c N0 L0 V0 Pn1 R0 und Gleason 3 + 4 = 7 (ISUP-Graduierungsgruppe 2). Nebenbefundlich Utriculuszyste.

Prostatakarzinome mit Beteiligung des anterioren Stromas

☞ Abb. 5.5

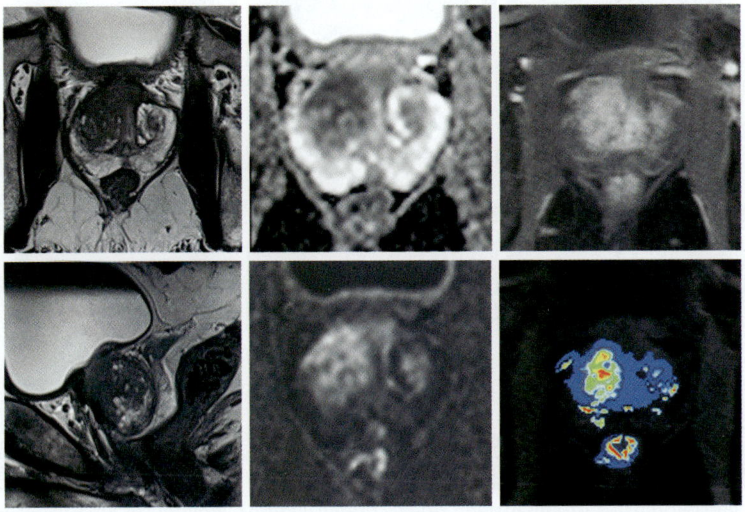

Abb. 5.5: Anterior gelegenes, ausgedehntes in den T2-gewichteten und ADC-Bildern signalarmes Areal im basalen Prostatadrittel rechts. Der Tumor ist signalreich im hohen b-Wert-Bild und in den DCE-Bildern flächig vermehrt perfundiert. Der Tumor infiltriert das anteriore Stroma. PI-RADS v2.1 – Regio TZa/AFS rechts basal: T2 5, DWI 5, DCE 1 (+) = PI-RADS 5. Die gezielte MRT-gestützte Fusionsbiopsie ergab einen Gleason-Score 3 + 3 = 6 (Infiltrationsanteil 40%; ISUP-Graduierungsgruppe 1).

Fortgeschrittene Tumorstadien

☞ Abb. 5.6-5.9

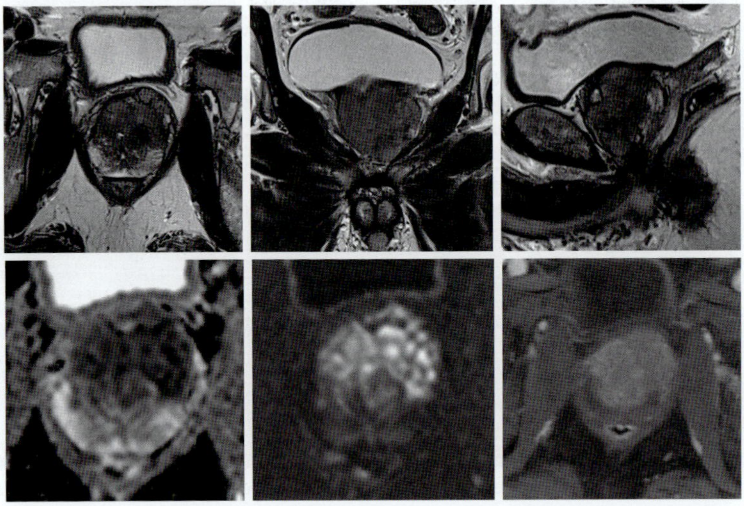

Abb. 5.6: Fortgeschrittenes Prostatakarzinom mit breiter Durchsetzung der Prostatabasis und Infiltration der Harnblase. Die Infiltration der Harnblase ist sowohl in den hohen b-Wert- bzw. ADC-Bildern und in den DCE-Bildern erkennbar. Insbesondere für die Infiltration von Beckenorganen, die ein T4-Stadium definieren (Harnblase oder Beckenboden- bzw. Beckenmuskulatur) ist die DCE hilfreich. Bei großen Tumoren sollte dieser in verschiedene Regionen bzw. Areale aufgeteilt werden, um repräsentative Proben bei der Biopsie entnehmen zu können. PI-RADS v2.1 – Regio TZa/PZa links basal: T2 5, DWI 5, DCE 1 (+) = PI-RADS 5 und Regio TZa/PZa rechts basal: T2 5, DWI 5, DCE 1 (+) = PI-RADS 5. T4 Tumor mit Infiltration der Harnblase.

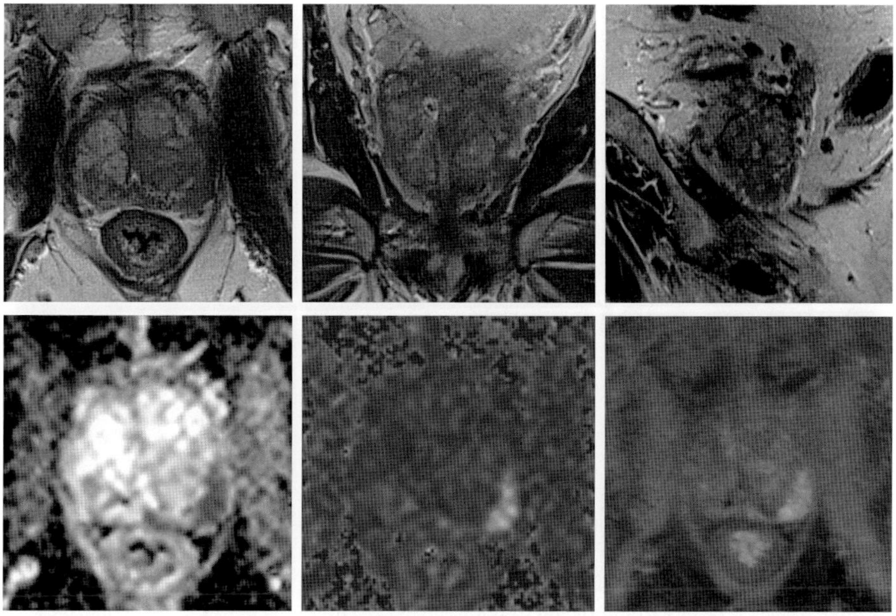

Abb. 5.7: Unscharf berandeter Tumor der peripheren Zone links posterolateral mit fokaler Vorwölbung der Prostatakapsel und asymmetrischer Auftreibung des neurovaskulären Bündels links als Ausdruck einer Infiltration (T3a). PI-RADS v2.1 – Regio PZpl links mittleres Drittel: T2 5, DWI 5, DCE 1 (+) = PI-RADS 5.

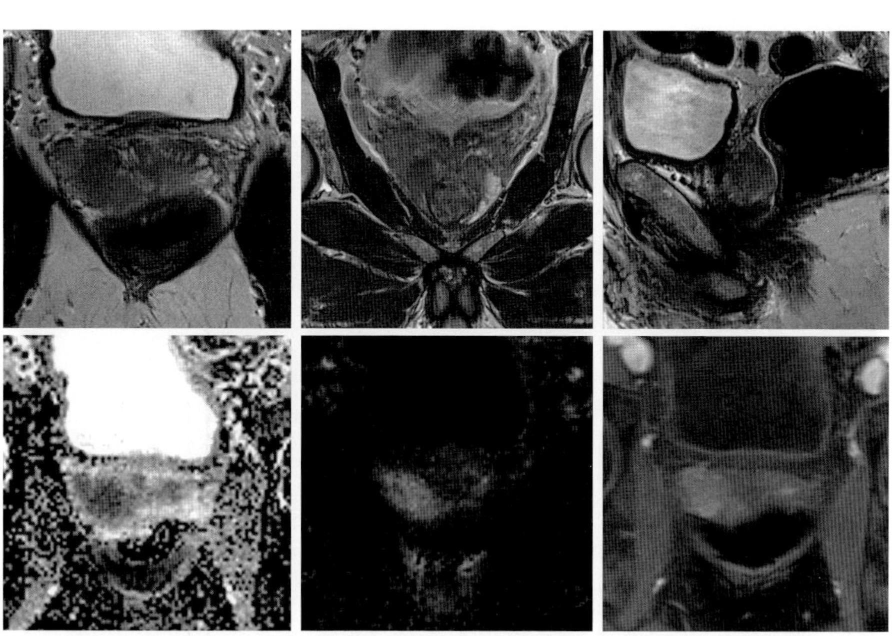

Abb. 5.8: Fortgeschrittenes Karzinom rechts basal mit hauptsächlichem Befall der peripheren Zone und Infiltration der posterioren Transitionszone rechts und der Samenblasen (T3b). Diese sind aufgetrieben und flächig signalarm in den T2-gewichteten Bildern. Die Infiltration der Samenblasen ist sowohl in den hohen b-Wert-/ADC-Bildern, als auch in den DCE-Bildern zusätzlich gut nachvollziehbar. Wichtig ist die Beurteilung der Samenblasen in den koronalen und sagittalen T2-gewichteten Bildern. PI-RADS v2.1 – Regio PZpl rechts basal: T2 5, DWI 5, DCE 1 (+) = PI-RADS 5. Nach radikaler Prostatektomie ergab sich eine abschließende Pathologie mit pT3b N0 L0 V0 Pn1 R0 und Gleason 4 + 5 = 9 (ISUP-Graduierungsgruppe 5).

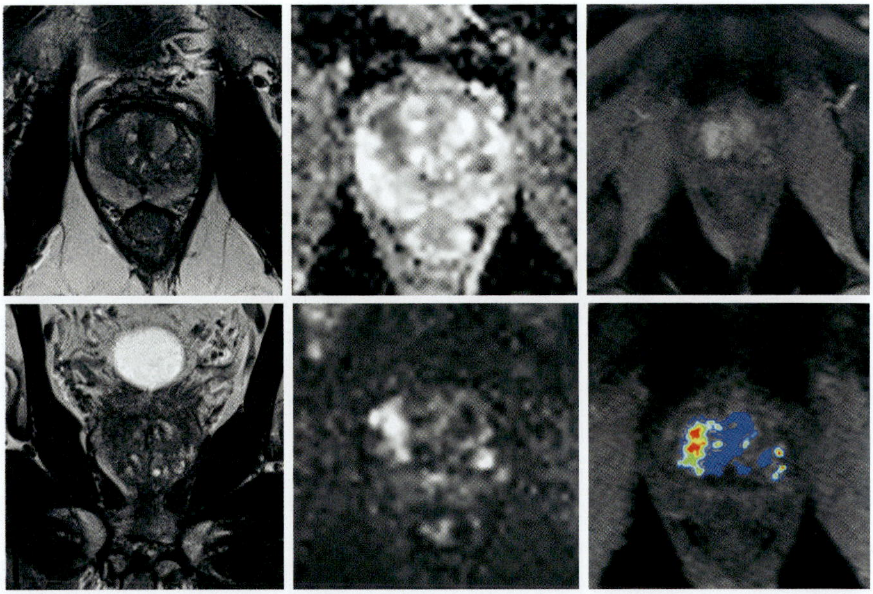

Abb. 5.9: In den axialen T2-gewichteten Bildern zeigt sich eine Asymmetrie der zentralen Zone, diese ist rechts aufgetrieben und unscharf berandet. Der Prozess ist in den ADC-Bildern signalarm, signalreich im hohen b-Wert-Bild und fokal früh perfundiert. PI-RADS v2.1 - Regio CZ rechts basal: T2 5, DWI 5, DCE 1 (+) = PI-RADS 5. Nach radikaler Prostatektomie ergab sich eine abschließende Pathologie mit pT3a N0 L0 V0 Pn0 R0 und Gleason 4 + 3 = 7 (ISUP-Graduierungsgruppe 3).

Benigne Prostatabefunde

Prostatitis und Prostataabszesse (☞ Abb. 5.10-5.13)

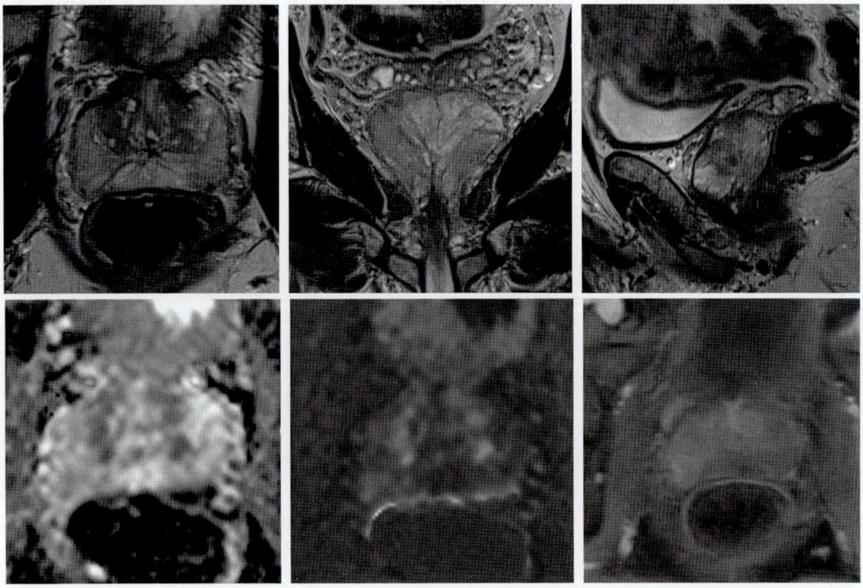

Abb. 5.10: Flaue streifige Signalminderung in der peripheren Zone in den T2-gewichteten Bildern. Die Signalminderungen sind diffus. Fokale Läsionen stellen sich in keiner Sequenz dar. Die Struktur der peripheren Zone ist noch erkennbar. Solche leichten bis moderaten Veränderungen können mit einer PI-RADS-2-Klassifikation bewertet werden.

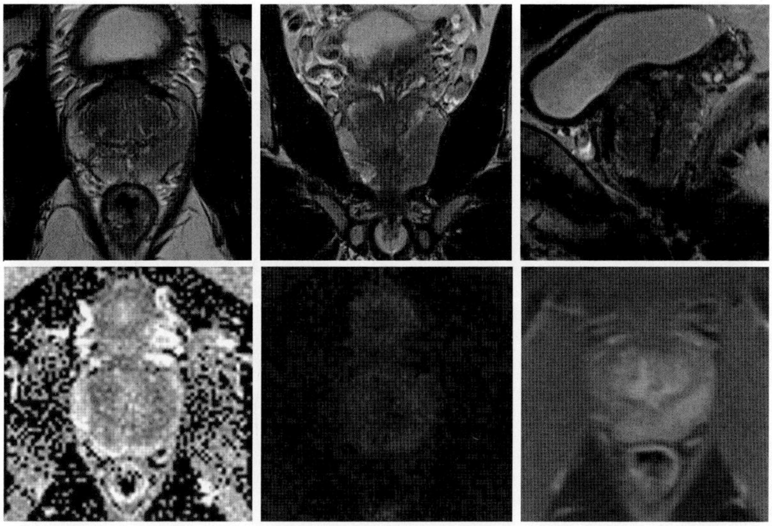

Abb. 5.11: Im Unterschied zur Abb. 5.10 sind hier die flächigen Signalveränderungen homogen und dicht und in den T2-gewichteten als auch den ADC-Bildern nachvollziehbar. Die Perfusion ist flächig gesteigert. Bei dieser Ausprägung der Entzündung ist zum Ausschluss eines Tumors ein PI-RADS-3-Befund sinnvoll, damit die Veränderungen nach 12 Monaten kontrolliert werden können. Bei einer hohen PSA-Dichte kann ggf. auch eine systematische Biopsie erwogen werden.

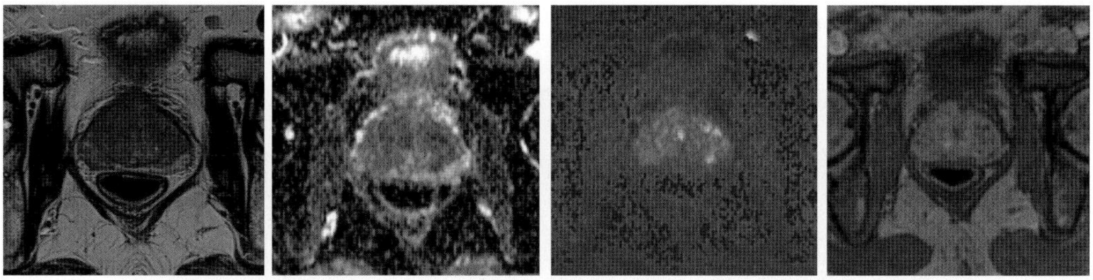

Abb. 5.12a: Flächige, meist homogene und deutliche Signalminderungen. In den T2-gewichteten Bildern sind punktförmige signalreichere Läsionen innerhalb der flächigen Veränderungen abgrenzbar, die im hohen b-Wert-Bild sehr signalreich sind und mit Aussparungen in der deutlich gesteigerten Perfusion korrelieren. Hierbei handelt es sich um Granulome bzw. kleinste Abszesse. Wenn diese abgrenzbar sind, ist eine granulomatöse Entzündung wahrscheinlich. In diesem Fall ist eine Verlaufskontrolle nach 6 Monaten zu empfehlen, da ein sicherer Tumorausschluss aufgrund der flächigen Veränderungen nicht möglich ist.

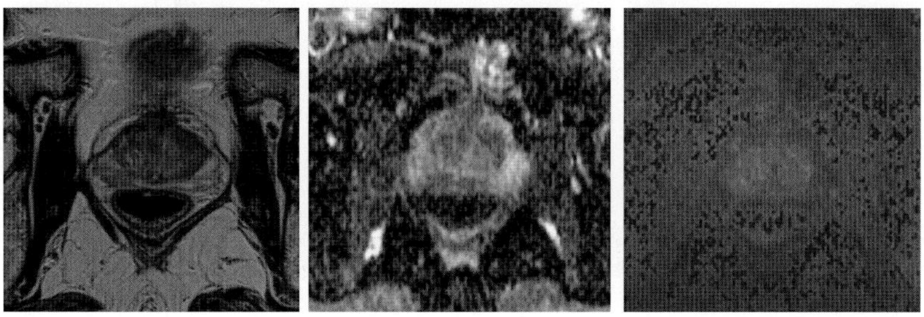

Abb. 5.12b: Verlaufskontrolle des gleichen Patienten nach 6 Monaten. Deutliche Befundbesserung mit Rückbildung der flächigen Signalminderungen. Die periphere Zone zeigt noch deutliche streifige Veränderungen. Die kleinsten Abszesse sind nicht mehr nachvollziehbar. Erneut sollte ein PI-RADS-3-Befund erhoben werden und der Verlauf nach weiteren 12 Monaten erfolgen, um dann einen Tumorausschluss wirklich durchführen zu können.

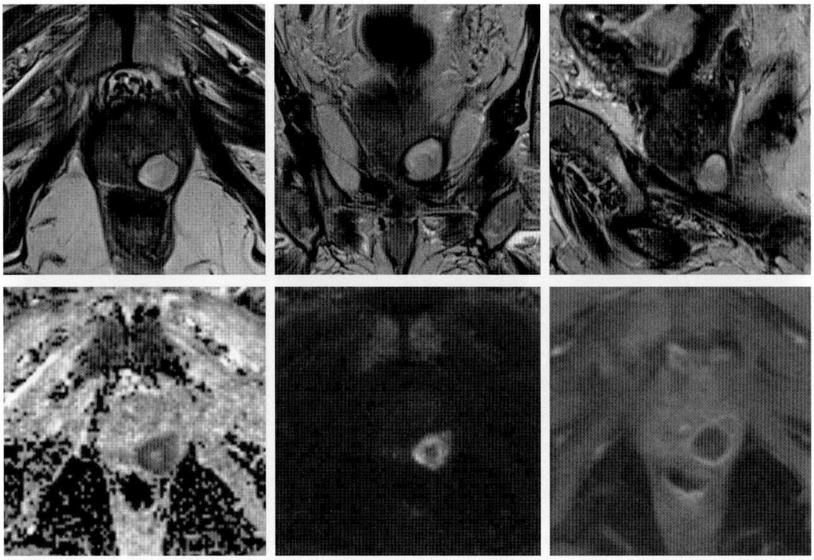

Abb. 5.13: Patient mit einer akuten Prostatitis. Als Komplikation zeigt sich in der linken peripheren Zone eine in den T2-gewichteten Bildern signalreiche rundliche und vorwölbende Läsion, die eine Abszess-typische Diffusionsstörung und eine randständig anreichernde Perfusion zeigt. Abszesse können sehr ausgedehnt sein und in die Samenblasen reichen oder über die Organgrenze hinaus bis in angrenzende Organe wie das Rektum einbrechen. Abszesse sind als urologischer Notfall einzustufen und entsprechen zeitnah zu kommunizieren.

Benigne Prostatahyperplasie (BPH, ☞ Abb. 5.14+ 5.15)

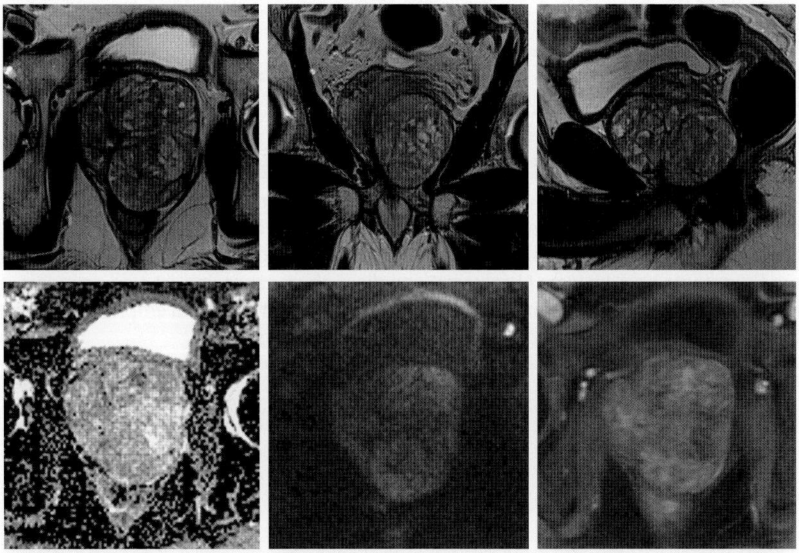

Abb. 5.14: Die typische Hyperplasie besteht aus glandulären (signalreich in den T2-gewichteten Bildern) und stromalen (signalarm in den T2-gewichteten Bildern) Anteilen und ergibt ein gemischtes Bild, welches auch als *"organisiertes Chaos"* beschrieben wird. Die Knoten weisen meist eine signalarme Kapsel auf, welche aber nicht immer vollständig abgrenzbar ist. Dennoch ist die scharfe Berandung der Knoten ein entscheidendes Merkmal der Benignität. Die Knoten können von wenigen mm bis zu mehreren cm groß sein. Durch die Hyperplasie wird die Transitionszone zum Teil beträchtlich vergrößert. Hyperplasieknoten können sehr stark perfundiert sein. Die Perfusion sollte aber immer mit der Morphologie des Knotens übereinstimmen.

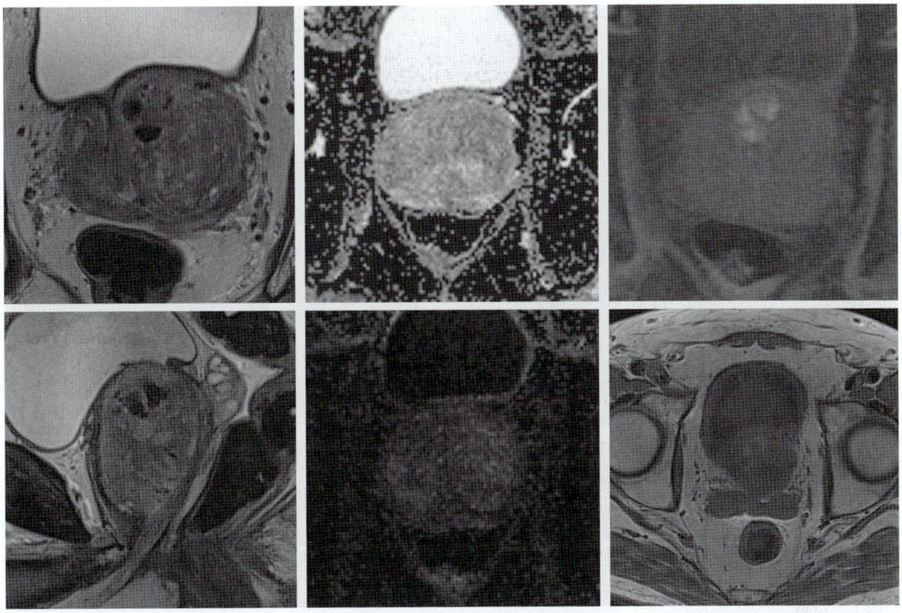

Abb. 5.15: Prostatahyperplasie. In der Prostata können kleine, aber auch grobschollige Verkalkungen auftreten, die in den nativen T1-gewichteten Bildern signalreich oder signalarm, in den T2-gewichteten Bildern jedoch immer signalarm zur Darstellung kommen.

Samenblasen

☞ Abb. 5.16

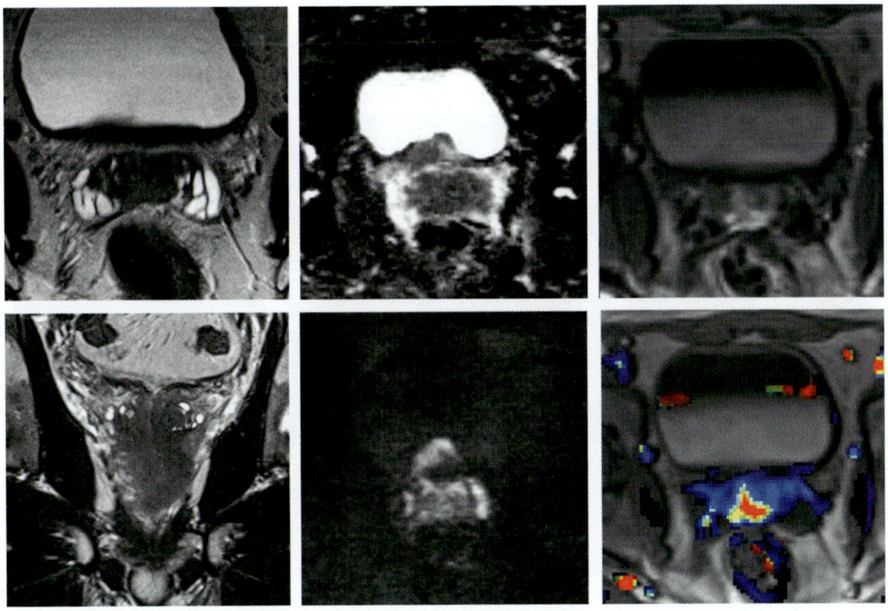

Abb. 5.16: Neben entzündlichen Veränderungen können die Samenblasen von Karzinomen der Prostata befallen werden. Diese Infiltration kann entweder aufsteigend über die Ausführungsgänge (Ductuli ejaculatorii) oder bei basalen Tumoren auf direktem Wege von außen erfolgen. Die tumorösen Infiltrationen zeigen sich in den T2-gewichteten und ADC-Bildern signalarm mit fokal gesteigerter Perfusion. Bereits der Kontakt von Tumoren zu den Samenbläschen sollte beschrieben werden.

Nebenbefunde

☞ Abb. 5.17+5.18

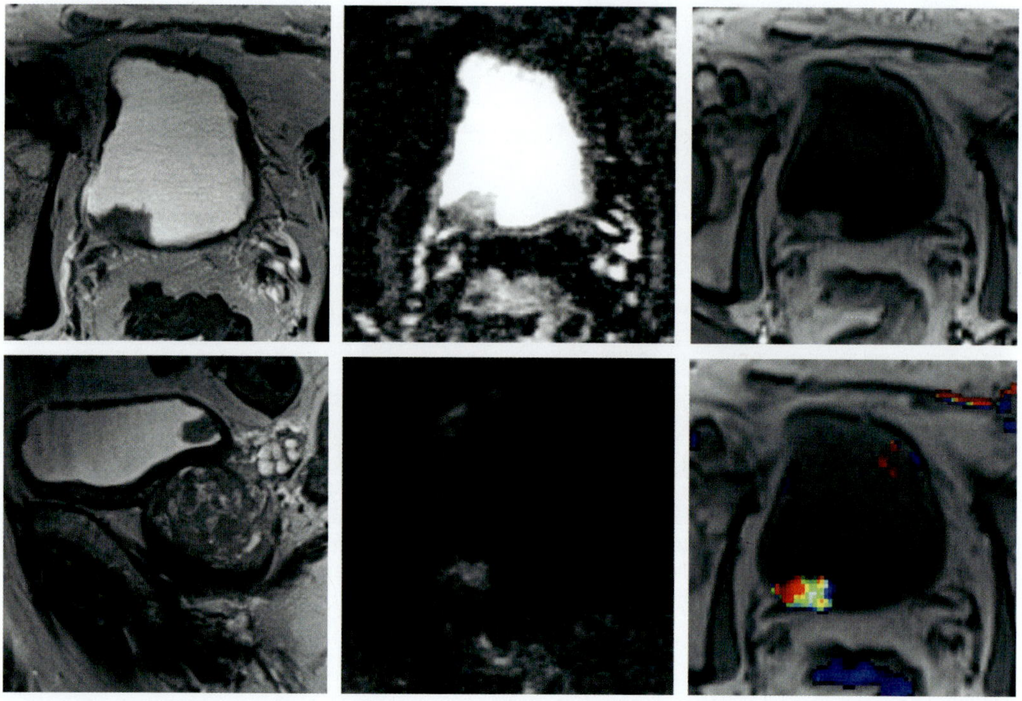

Abb. 5.17: Aufgrund des Durchschnittsalters der Prostata-MRT-Patienten sind inzidentelle Befunde häufiger. Im konkreten Beispiel zeigt sich ein exophytisch wachsendes Harnblasenkarzinom der rechten Hinterwand, welches in allen Sequenzen deutlich abgrenzbar ist.

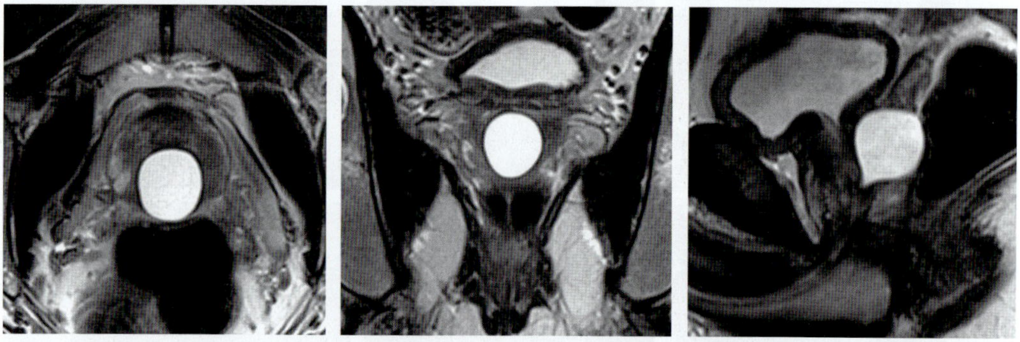

Abb. 5.18: Glatte Zyste dorsal der Urethra mittig innerhalb der Prostata gelegen. Mediane Prostatazysten werden als Utriculuszysten bezeichnet. Zumeist stellen sie einen asymptomatischen Nebenbefund dar.

Posttherapeutische Diagnostik

☞ Abb. 5.19-5.21

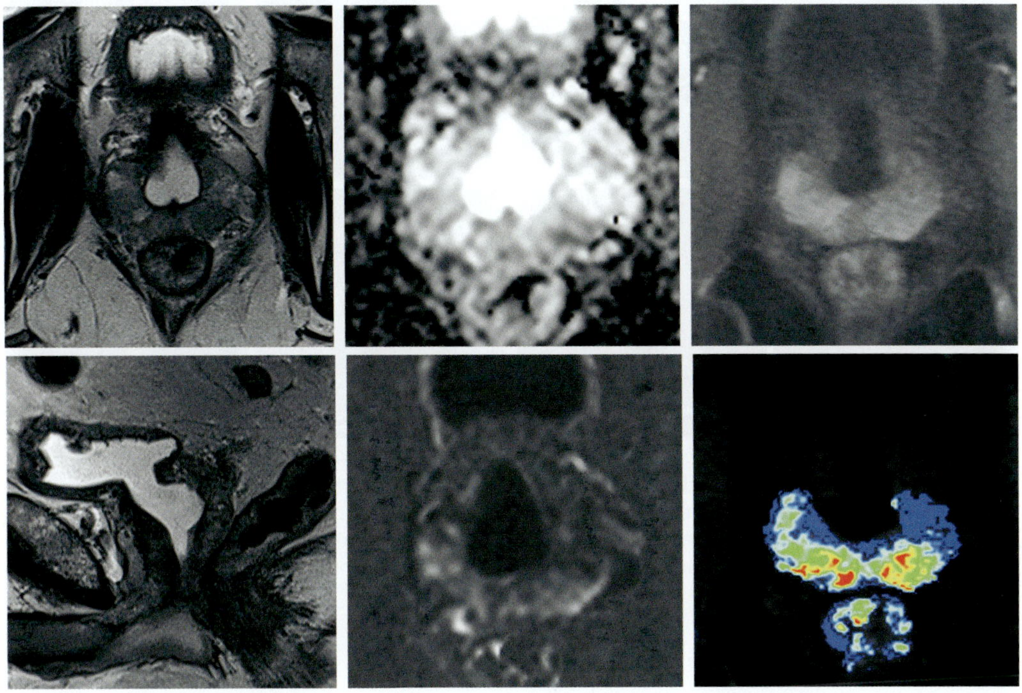

Abb. 5.19: Nach transurethraler Prostataresektion (TUR-P) zeigt sich eine Erweiterung der Urethra. Die Ausprägung der Resektion der Transitionszone ist von Fall zu Fall unterschiedlich. In der peripheren Zone zeigen sich oft streifig diffuse bis flächige Signalminderungen in den T2-gewichteten Bildern, diese sind Ausdruck einer chronischen Entzündung. Die Herausforderung liegt in der Abgrenzung co-inzidenteller Karzinome.

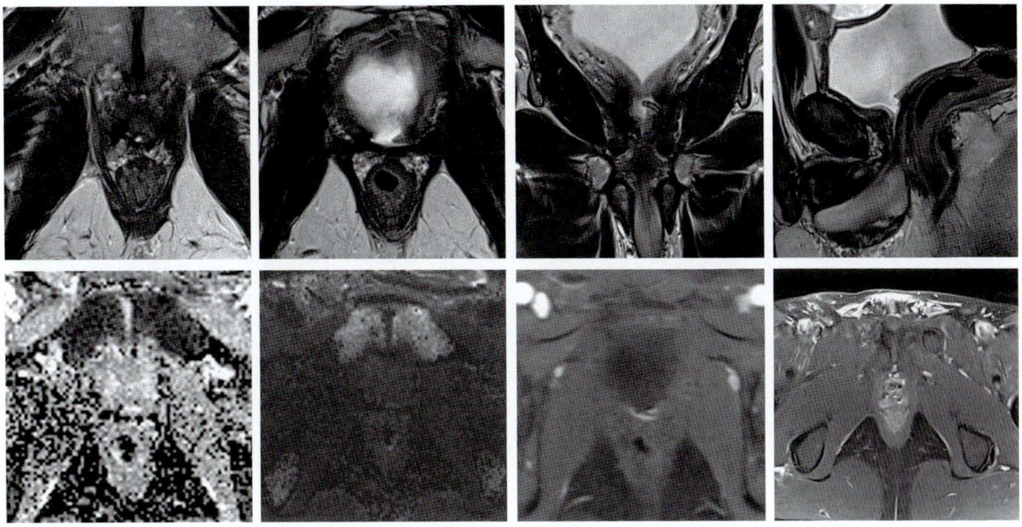

Abb. 5.20: Nach einer radikalen Prostatektomie kommt es zum Tiefertreten des Blasenbodens, welcher zur Urethra hin meist spitz ausgezogen ist. Die meisten Lokalrezidive liegen in der Anastomosenregion, können aber auch an der Harnblasenwand oder den zum Teil anteilig belassenen Samenblasen zu finden sein. Hier kommt der DCE zentrale Bedeutung zur Differenzierung von postoperativen narbigen Veränderungen zu.

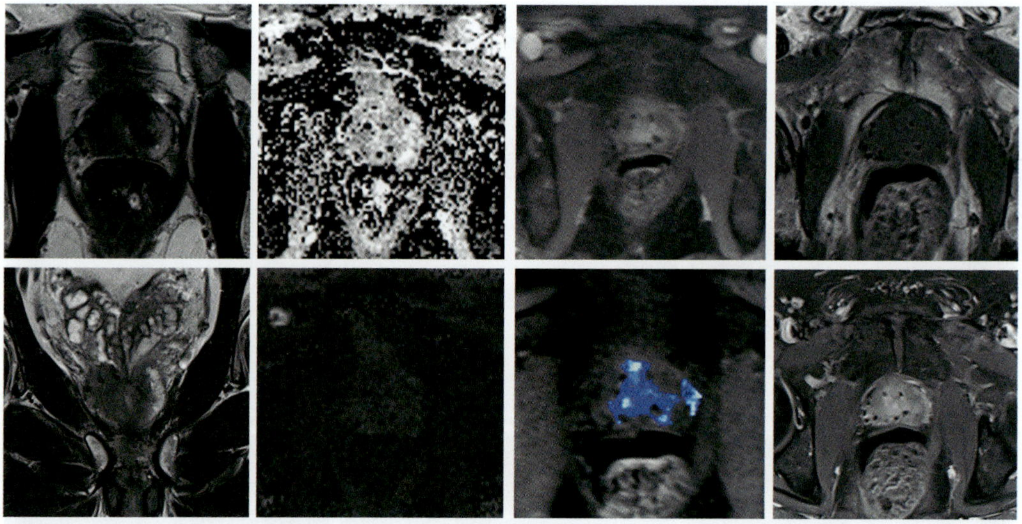

Abb. 5.21: Bei der Brachytherapie werden Seeds in der Prostata implantiert und belassen. Diese führen je nach Material und Typ zu unterschiedlich starken Suszeptibilitätsartefakten. Diese können die Aussagekraft der mpMRT reduzieren und insbesondere die DWI beeinträchtigen. Die T2 und die DCE sind daher bei der Rezidivdiagnostik in diesen Fällen die wichtigsten Sequenzen. In der Abb. ist kein Rezidiv abgrenzbar. Die signalfreien Seeds sind in den verschiedenen Sequenzen gut nachvollziehbar, die Artefakte sind gering, selbst die DWI-Bilder sind in diesem Fall gut beurteilbar.

MRT-gestützte Biopsie der Prostata

6. MRT-gestützte Biopsie der Prostata

Die gezielte MRT-gestützter Biopsie bei auffälligem multiparametrischem MRT-(mpMRT)-Befund wird seit 2018 sowohl in der deutschen S3-Leitlinie als auch in den europäischen und internationalen Leitlinien empfohlen [1, 2]. Durch eine qualitative MR-gezielte Biopsie können klinisch signifikante Prostatakarzinome früher und besser diagnostiziert werden und somit auch früher therapiert werden. Zudem kann das Vorliegen eines signifikanten Karzinoms bei negativer mpMRT nahezu ausgeschlossen werden, sofern die MRT qualitativ den nötigen Ansprüchen genügt, wodurch unnötige Biopsien vermieden werden können und sollten [3, 4]. Die zunehmende Evidenz der mpMRT der Prostata mit anschließender gezielter Biopsie führte zur Etablierung und Entwicklung unterschiedlicher gezielter MRT-geführter Biopsietechniken. Hinsichtlich der Methodik, der Durchführung, des Stellenwertes und Erfolges gibt es interdisziplinär jedoch einiges zu beachten [5].

6.1. Methoden der gezielten MRT-gestützten Biopsie

Die ersten Systeme ermöglichten direkte MRT-Biopsien, also eine Biopsie der Prostata in dem MRT (*in-bore* = "in der Röhre") und zeigten gute Ergebnisse mit Erhöhung der Detektionsraten [6, 7]. Aufgrund des relativ hohen Kostenaufwandes, der längeren Untersuchungsdauer und der nicht flächendeckenden Verfügbarkeit wurden zunehmend Systeme entwickelt, die eine systematische Ultraschallbiopsie mit einer gezielten MRT-Biopsie vereinigen konnten (sogenannte MRT/US-Fusionssysteme). Informationen der mpMRT zu auffälligen Arealen können mittels dieser Systeme mit dem Live-Ultraschallbild während der Biopsie überlagert und gezielt anvisiert werden.

Insgesamt unterscheidet man drei verschiedene Techniken der MR-gestützten, zielgerichteten Prostatabiopsie:

- **kognitive MRT/US-Biopsie:** "gezielte" US-geführte Biopsie anhand des MRT-Befundes bzw. der Bilder (ggf. illustriert mittels Grafik bzw. Lokalisationsschema) durch eine kognitive Korrelation und Zielführung (keine direkte Überlagerung der Bilder)
- **MRT/US-Fusionsbiopsie:** gezielte US-geführte Biopsie mit Fusion der MRT-Bilder mit den Live-Ultraschallbildern und Übertragung der MRT-Informationen (Läsionslokalisation)
- **MRT-(*in-bore*)-Biopsie:** gezielte Biopsie der Areale direkt im MRT-Gerät unter MRT-Sichtkontrolle

Merke: Es werden grundsätzlich drei gezielte MRT-gestützte Biopsiemethoden unterschieden:

- **kognitive MRT/US-Biopsie**
- **MRT/US-Fusionsbiopsie**
- **MRT-(*in-bore*)-Biopsie**

6.2. Stellenwert und Fehlerquellen MRT-gestützter Biopsiemethoden

Das mittlerweile in Studien am häufigsten verwendete und evaluierte MRT-gestützte Biopsieverfahren ist die MRT/US-Fusionsbiopsie. Eine der ersten größeren Kohorten wurde 2015 mit über 1000 Patienten publiziert und hat gezeigt, dass MRT/US-Fusionsbiopsien (UroNav®, Invivo) 30% mehr signifikante *High-risk*-Karzinome und gleichzeitig 17% weniger *Low-risk*-Prostatakarzinome detektierte als konventionelle 12-fach-TRUS-Biopsien [8]. Eine Senkung der Anzahl der nötigen Biopsien durch unauffällige MRT-Untersuchungen, eine bessere Risikostratifizierung durch die gezielte Biopsie und dadurch letztendlich eine Senkung der Mortalität sind bereits 10 Jahre nach zunehmender Etablierung der mpMRT Folge des Paradigmenwechsels. Hohe Evidenz haben zuletzt große prospektive Studien insbesondere zur Primärindikation (Patienten ohne vorherige Biopsie) wie die PRECISION-, PROMIS-, FUTURE-, MRI-FIRST- und 4M-Studie geschaffen [9-14] (☞ Tab. 6.1). In der Sekundärindikation (Patienten mit vorheriger negativer Biopsie) konnte der Stellenwert der gezielten MRT-gestützten Biopsie bereits schon früher belegt werden und ein vollständiger Verzicht auf zusätzliche systematische Stanzen wird hier sogar durch die neuen Leitlinien bereits gestützt [8, 15-17].

Studie	Patienten, Design, Indikation	MRT und Biopsiesysteme	Cut-off	Ergebnis
NCI-Study USA, JAMA 2015	• 1.003 Patienten • Primär- und Sekundärindikation • *multicenter* • Vergleichsstudie	• 3-Tesla-MRT • Fusionsbiopsie (UroNav, Invivo)	Auffälligkeitsbewertung (*low, intermediate, high*)	Gegenüber der TRUS-PE: • 17% weniger insignifikante Prostatakarzinome • 30% mehr klinisch signifikante Prostatakarzinome
PROMIS Großbritannien, Lancet 2017	• 576 Patienten • Primärindikation • Vergleichsstudie	• 1,5-Tesla-MRT • Template-Biopsie (50 Stanzen)	Likert ≥3	Gegenüber der TRUS-PE: • 27% Reduktion der Biopsien • 5% weniger insignifikante Prostatakarzinome • 18% mehr klinisch signifikante Prostatakarzinome
FUTURE-Trail Niederlande, Eur Urol 2018	• 665 Patienten • Sekundärindikation • *multicenter* • kontrolliert-randomisierte Studie (RCT)	• 3-Tesla-MRT • kognitive Biopsie vs. Fusionsbiopsie vs. MRT-inbore-Biopsie	PI-RADS ≥3	Die Tumordetektionsrate der MRT-inbore-Bx war 5% besser als die der Fusionsbiopsie und 11% besser als die der kognitiven Biopsie, insgesamt aber kein signifikanter Unterschied der Biopsiemethoden
MRI-FIRST Frankreich, Lancet Oncol 2018	• 251 Patienten • Primärindikation • *multicenter* • Vergleichsstudie	• 1,5- und 3-Tesla-MRT • Fusionsbiopsie (Urostation Koelis, Smart Fusion Toshiba, Percunav Philips)	Likert ≥3	Gegenüber der TRUS-PE: • 14% Reduktion der Biopsien • 14% weniger insignifikante Prostatakarzinome • 2% mehr klinisch signifikante Prostatakarzinome
4M-Trail Niederlande, Eur Urol 2018	• 626 Patienten • Primärindikation • *multicenter* • Vergleichsstudie	• 1,5- und 3-Tesla-MRT • MRT-inbore-Biopsie	PI-RADS ≥3	Gegenüber der TRUS-PE: • 49% Reduktion der Biopsien • 11% weniger insignifikante Prostatakarzinome • 2% mehr klinisch signifikante Prostatakarzinome
PRECISION international, NEJM 2018	• 500 Patienten • Primärindikation • *multicenter* • Vergleichsstudie	• 1,5- und 3-Tesla-MRT • Fusionsbiopsie (unterschiedliche Systeme)	PI-RADS ≥3	Gegenüber der TRUS-PE: • 28% Reduktion der Biopsien • 13% weniger insignifikante Prostatakarzinome • 12% mehr klinisch signifikante Prostatakarzinome

Tab. 6.1: Größere Studien zur Prostatakarzinom-Diagnostik [8-13]. TRUS-PE = transrektale Ultraschallbiopsie der Prostata.

Einzelne Studien zeigen aber auch, dass teils signifikante Prostatakarzinome durch eine MRT-basierte Diagnostik verpasst werden, auch unabhängig von verwendeten gezielten Biopsiesystemen. So wurden z.B. durch eine 12-fach systematische TRUS-PE 12% zusätzliche Prostatakarzinome mit einem Gleason-Score 3 + 4 = 7a detektiert (BioJet®) [18], mittels alleiniger FUS-GB (UroNav®) wären 4% signifikante Karzinome verpasst worden [19] oder die alleinige FUS-GB (Koelis®) hätte 4% klinisch signifikante Tumore übersehen [20]. Verglichen mit einer systematischen transperinealen Mapping-Biopsie (24 Stanzen) verpasste die FUS-GB (BiopSee®) 13% klinisch signifikante Karzinome, detektierte aber auch 21% insignifikante Tumoren mehr [15]. Anhand der aktuellen Datenlage und Empfehlungen sollte insbesondere für die MRT/US-Fusionsbiopsie eine Kombination aus systematischer und gezielter Probenentnahme insbesondere in der Primärindikation derzeit favorisiert werden, solange eindeutige Empfehlungen fehlen und/oder keine ausreichende Erfahrung besteht.

Die Lernkurve und die Erfahrung haben einen großen Einfluss auf die Detektionsrate und Genauigkeit der Gleason-Score-Bestimmung durch die Biopsie [21]. Fehlermöglichkeiten liegen bereits in der Segmentierung im Falle insuffizienter MRT-Untersuchungen (durch Artefakte oder ungenügende Sequenzprotokolle/-einstellungen), so dass die Kontur der Prostata schon zu Beginn nur ungenau mit der im Live-Ultraschall übereinstimmt. Unabhängig davon sollte der erfahrene Biopseur die Schwächen seines Systems kennen und die Genauigkeit der Überlagerung vor jeder Stanzentnahme überprüfen. Während der Registierung können ebenfalls viele relevante Informationen verloren gehen. Bei fehlender oder geringer MRT-Erfahrung können falsche Läsionen oder auch zu große bzw. ungenaue Areale registriert (eingezeichnet) werden. Auch in diesem Schritt kann die mangelnde MRT-Qualität Fehler oder Fehlfusionierungen begünstigen. In solchen Fällen kann auch eine elastische Fusion und die beste technische Qualität einzelner Systeme Fehler nicht vermeiden. Der befundende Radiologe sollte die entsprechenden Informationen aus der mpMRT zum Urologen übermitteln oder im Idealfall selbst ggf. softwaregestützt oder Cloud-basiert einzeichnen (☞ Abb. 6.1). In einem erfahrenen Setting zeigen

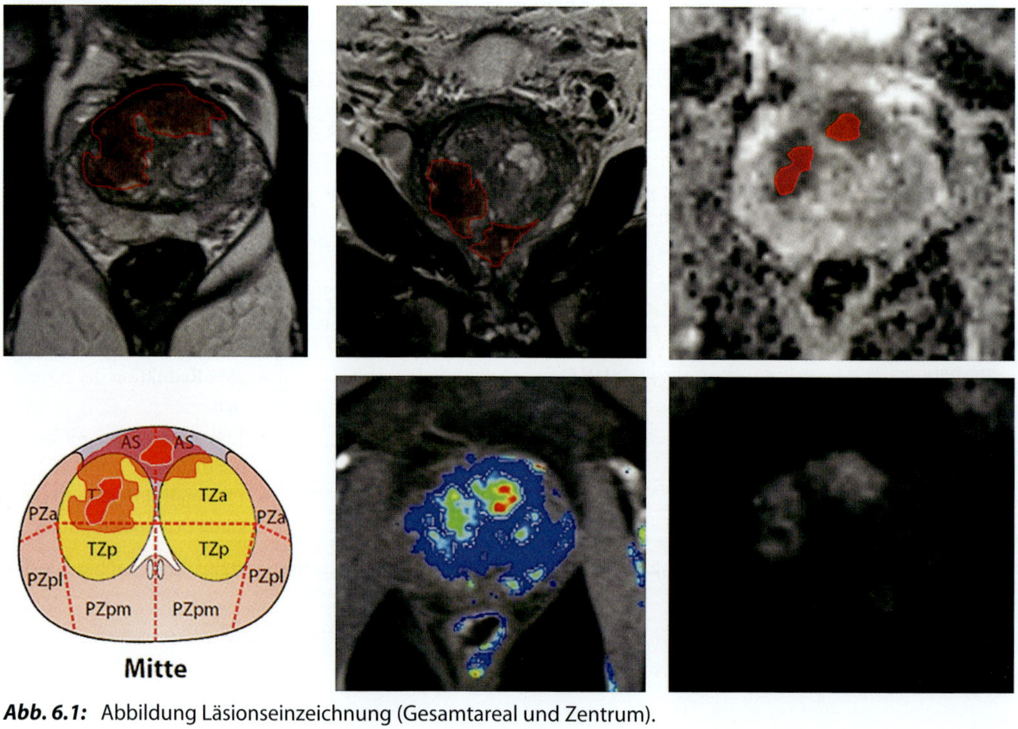

Abb. 6.1: Abbildung Läsionseinzeichnung (Gesamtareal und Zentrum).

insbesondere die elastischen Fusionbiopsiesysteme exzellente Ergebnisse.

Bei Patienten unter aktiver Überwachung (*Active Surveillance*) kann die Sicherheit der initialen Diagnose durch eine Kombination mit der MRT-Bildgebung gesteigert werden [22, 23]. Durch die mpMRT kann nach TRUS-bioptisch gesichertem *Low-risk*-Prostatakarzinom ein möglicherweise durch die Biopsie nicht erfasstes klinisch signifikantes Karzinom detektiert oder ausgeschlossen werden (24). Die gezielte MRT-gestützte Biopsie zeigt zudem, verglichen mit dem histologischen Präparat der radikalen Prostatektomie (RPE), eine akkurate Detektion der Indexläsion des Prostatakarzinoms (höchster Gleason-Score, größte Tumorinfiltrationsanteile) in über 90% der Fälle [25].

Bei negativer MRT/US-Fusionsbiopsie, jedoch eindeutig auffälligem MRT-Areal oder auch bei kleinen, ungünstig gelegenen Arealen sollte ggf. eine MRT-(*in-bore*)-Biopsie als genauestes Verfahren in Betracht gezogen werden, da Fusionssysteme nie genau belegen können das Areal auch sicher bzw. im Zentrum getroffen zu haben. Alle Fusionssysteme haben letztendlich durch die Überlagerung unterschiedlicher Untersuchungen und Modalitäten und der dahintersteckenden Technik bedingt ein gewisses Fehlerpotential.

Merke:

- Die Genauigkeit einer MRT-gezielten Biopsie hängt sehr stark von der Qualität der vorherigen diagnostischen multiparametrischen MRT (mpMRT), der genauen Einzeichnung und Informationsübertragung sowie der Erfahrung des Biopseurs ab!
- Die kognitive und MRT/US-Fusionsbiopsie sollten nach aktueller Studienlage insbesondere in der Primärindikation immer in Kombination mit einer systematischen Biopsie (mind. 10-12 Stanzen) durchgeführt werden.
- Die genaue Läsionseinzeichnung ist wesentlich für den Erfolg einer MR-gezielten Biopsie. Die vermeidlich aggressivsten Anteile der Läsion sollten für den Biopseur markiert werden.

6.2.1. Stellenwert der MRT-(*in-bore*)-Biopsie

Einer der Hauptvorteile der MRT-(*in-bore*)-Biopsie ist, dass durch die Nadelkontrolle in zwei Raumrichtungen der Biopsieort millimetergenau kontrolliert und dokumentiert werden kann. Sehr kleine und ungünstig gelegene Läsionen können hierdurch zielsicher biopsiert werden [26]. Die MRT-(*in-bore*)-Biopsie benötigt deutlich weniger Stanzen, und bei sicher getroffenen Arealen könnte sogar auf eine zweite Stanze pro Areal verzichtet werden [27, 28]. Positive Stanzen zeigen deutlich höhere Tumoranteile in den Proben bzw. Gewebezylindern (Infiltrationstiefe in Prozent) verglichen mit anderen Prostatabiopsiemethoden. Im Abgleich mit einer erfolgten radikalen Prostatektomie (RPE) zeigte sich ein signifikant geringeres Gleason-Upgrading verglichen mit einer klassischen systematischen TRUS-GB [29].

Nachteile dieser Methode sind die fehlende flächendeckende Verfügbarkeit aufgrund des materiellen und finanziellen Mehraufwandes und die ggf. längeren Interventionszeiten mit entsprechender Belegung des MRT-Gerätes. Eine anfängliche in der Literatur angegebene Interventionsdauer von etwa 60 Minuten kann mit zunehmender Routine deutlich reduziert werden (im Durchschnitt auf 30-35 Minuten) [26].

Die Detektionsraten hängen nicht primär von ggf. erfolgten Vorbiopsien, sondern vielmehr vom Grad der Auffälligkeit in der mpMRT ab [26, 27, 30]. Gegenüber anderen Verfahren können insbesondere auch anterior, lateral und apikal gelegene Tumoren zielsicher biopsiert werden. Durch die Verfügbarkeit unterschiedlicher Nadellängen lassen sich alle Lokalisationen in der Prostata über einen transrektalen Zugangsweg erreichen.

Die alleinige MRT-(*in-bore*)-Biopsie kann alternativ zu einer Fusionsbiopsie in der Sekundärindikation durchgeführt werden [31]. Auch im Rahmen der aktiven Überwachung eignet sich die MRT-(*in-bore*)-Biopsie als Methode der Wahl zur Durchführung von Re-Biopsien. Die MRT-(*in-bore*)-Biopsie kann nach entsprechender Patientenaufklärung außerdem in der Primärindikation durchgeführt werden. Über die Abweichung von der aktuellen S3-Leitlinie Prostatakarzinom ist der Patient aufzuklären. In der Primärindikation kann ggf. bei negativem Ergebnis oder *Low-risk*-Karzinomen eine TRUS-Biopsie ergänzt werden [32].

Merke:

- Eine primäre MRT-(*in-bore*)-Biopsie kann nach vorheriger negativer systematischer Biopsie und im Rahmen der aktiven Überwachung durchgeführt werden. In der Primärindikation sollte aufgrund der Abweichung von der aktuellen S3-Leitlinie eine entsprechende Patientenaufklärung erfolgen.
- Die MRT-(*in-bore*)-Biopsie ist ein wichtiges Back-up-Verfahren in der Regel nach negativer Fusionsbiopsie oder kognitiver Biopsie, aber auffälligem MRT-Befund (PI-RADS 4 und 5). Darüber hinaus kann es bei Patienten mit kleinen, ungünstig gelegenen Läsionen, Analstenosen, Gerinnungsstörungen oder Colitis ulcerosa der Ultraschallbiopsie vorgezogen werden.

6.3. Kognitive MRT/US-Biopsie

Die kognitive MRT/US-Biopsie ist die einfachste und kostengünstige Möglichkeit, die diagnostischen Informationen der mpMRT in den TRUS zu übertragen. Sie ermöglicht die Berücksichtigung des MRT-Befundes ohne einen größeren zeitlichen oder apparativen Mehraufwand für den Urologen. Es konnte gezeigt werden, dass durch diese Technik die Detektionsrate gesteigert werden kann und zusätzliche signifikante Prostatakarzinome detektiert werden können [33, 34]. Ein Hauptnachteil dieser Technik ist eine potenziell fehlerhafte Übertragung des MRT-Befundes auf den Live-Ultraschall, wenn die Kommunikation zwischen Urologie und Radiologie nicht optimal ist oder die Bilder selbst nicht vorliegen. Ungünstig beeinflusst wird dies durch eine reduzierte Qualität der MRT-Bilder, des MRT-Befundes, der Ultraschalltechnik oder der Expertise des Biopseurs. Insbesondere bei fehlender oder unzureichender MRT-Kenntnis des Biopseurs können wichtige Informationen aus den MRT-Bildern verloren gehen. Deshalb ist die kognitive Fusionsbiopsie sehr technik- und untersucherabhängig. Eine entsprechende Lernkurve muss zudem bei diesem Verfahren berücksichtigt werden. Ein weiterer Nachteil ist die fehlende Möglichkeit einer exakten Dokumentation der Entnahmestelle. Im Falle einer negativen Biopsie bzw. Histologie kann somit keine Gewissheit vorliegen, dass der verdächtige Herd auch tatsächlich getroffen wurde.

Merke: Die kognitive Fusionsbiopsie stellt die einfachste Möglichkeit der gezielten Biopsie dar. Der Einsatz erfordert jedoch vom Anwender sowohl eine gute Ultraschall- als auch MRT-Kenntnis.

6.4. MRT/US-Fusionsbiopsie

Die Software-assistierte Fusionierung der Ultraschalltechnik mit MRT-Bildern ist letztendlich eine Weiterentwicklung der kognitiven MRT/US-Biopsie und eine Konsequenz aus der zunehmenden Durchführung von mpMRT-Untersuchungen, der dadurch beschriebenen suspekten Läsionen und den guten Detektionsergebnissen in Stu-

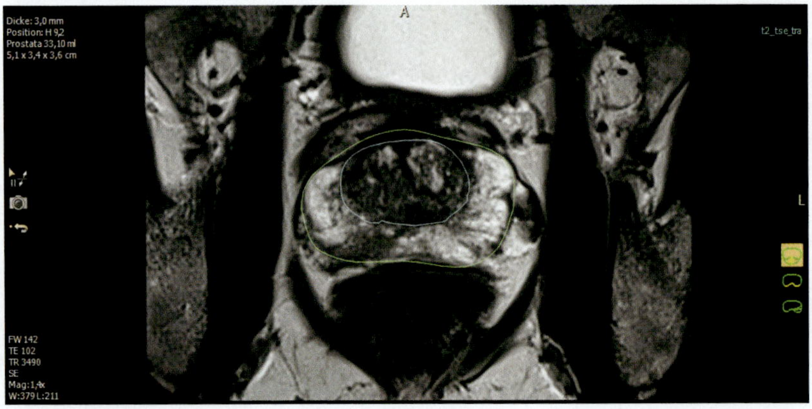

Abb. 6.2: Auf den MRT-Bildern mittels DynaCAD-Software (Philips, Invivo Corporation) segmentierte Prostata (grüne Linie Außenkontur, hellblaue Linie Transitionszone).

dien mit gezielter Biopsie sowie eines großen Interesses seitens der Urologie auch ein ambulantes gezieltes Biopsieverfahren anbieten zu können.

Die MRT/US-Fusionsbiopsie lässt sich grob in zwei Schritte untergliedern. Im ersten Schritt wird die Prostata bei den meisten Systemen sowohl im Ultraschall als auch im MRT-Bild segmentiert (*Segmentierung*, ☞ Abb. 6.2). Hierunter versteht man die digitale Bestimmung der Prostatabegrenzung und des Prostatavolumens in der jeweiligen Methode. Da der Ultraschall nur zweidimensionale Bilder generiert, werden diese Informationen durch die von Hersteller zu Hersteller variierende Software zu einem dreidimensionalen Datensatz rekonstruiert. In einem zweiten Schritt werden die segmentierten Ultraschall- und MRT-Bilder registriert (*Registierung*). Bildlich gesprochen bedeutet dies, dass die Bilder übereinandergelegt und miteinander fusioniert werden. Bei der Registrierung unterscheidet man wiederum zwei Methoden: a) die rigide Registrierung und b) die elastische Registrierung (☞ Abb. 6.3). Bei der rigiden Registrierung werden die Ultraschall- und die MRT-Bilder durch Drehung und Vergrößerung der Datensätze miteinander in möglichst identische Lage gebracht. Jedoch ist die Form der Prostata während der Ultraschalluntersuchung häufig nicht identisch mit der Form der Prostata während der MRT-Untersuchung.

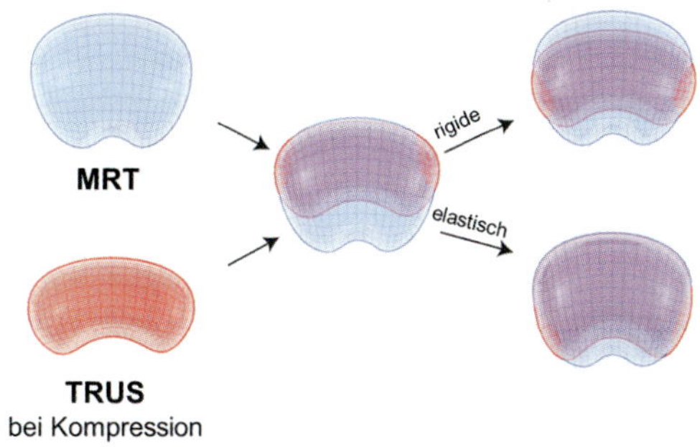

Abb. 6.3: Bei der elastischen Registrierung wird die unterschiedliche Form der Prostata zwischen MRT (z.B. bei Einsatz einer Endorektalspule) und Ultraschall (unter Sondenkompression) mathematisch ausgeglichen. Die rigide Registrierung führt lediglich eine statische Überlagerung durch.

Hauptursache hierfür kann auf Seiten der MRT die Verwendung einer Endorektalspule sein, aber meist ist eine Verformung der Prostata durch den Anpressdruck der transrektalen Ultraschallsonde ursächlich. Diese Nachteile können durch die elastische Registrierung minimiert werden. Diese Technik ermöglicht die digitale Deformation der Prostata im MRT-Bild, um sie der aktuellen Form

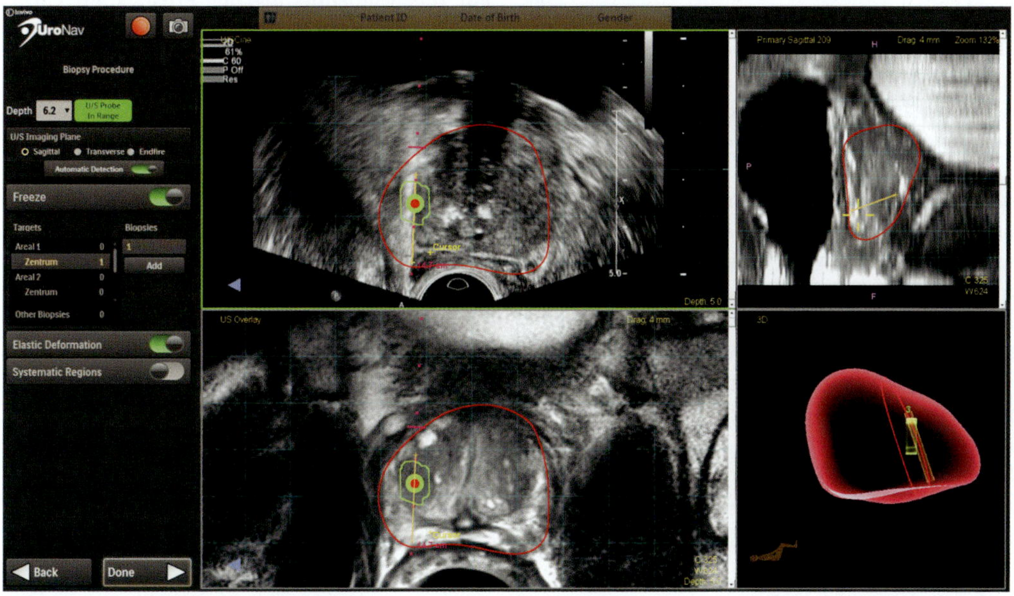

Abb. 6.4: Ko-registrierte, elastisch fusionierte TRUS- und MRT-Bilder mittels UroNav-Fusionsbiopsie-System (Philips, Invivo Corporation). Das zu biopsierende Areal ist grün umrandet, die zentral rote "Zielscheibe" indiziert eine korrekte Biopsieentnahme.

der Prostata im Ultraschall-Bild anzupassen [35]. Idealerweise wird diese Anpassung kontinuierlich bzw. wiederholend während der gesamten Prozedur vorgenommen, um Veränderungen in Form und Lage der Prostata zu berücksichtigen und somit eine hohe Genauigkeit für die Fusionsbiopsie zu ermöglichen. Für die räumliche Orientierung während der Untersuchung wurden verschiedene Methoden entwickelt. Hierzu zählt die Orientierung über einen Sensor im elektromagnetischen Feld (u.a. UroNav, Philips/Invivo; HI-RVS, Hitachi), über einen optischen Sensor oder über mechanische Gelenke (u.a. BiopSee, MedCom; Artemis, Eigen), welche die Bewegungen der statisch hiermit verbunden Ultraschall-Sonde räumlich kodieren [35]. Dies ermöglicht eine dezidierte Planung des Entnahmeortes der jeweiligen Biopsiezylinder, die dann gezielt entnommen werden können (☞ Abb. 6.4). Die bildgeführte gezielte Biopsie erfolgt je nach System entweder transrektal oder transperineal.

Ein Hauptvorteil der Fusionsbiopsie für den Urologen ist, dass der Ablauf einer Ultraschall-gesteuerten Biopsie bereits vertraut ist und eine Einarbeitung bzw. Eingewöhnung bei allen Systemen zügig erfolgen kann. Darüber hinaus können systematische und gezielte Probenentnahmen in einer Sitzung durchgeführt werden. Nachteile sind zum einen die Anschaffungskosten, die je nach Hersteller teils sehr hoch sind. Zum anderen besteht ein höherer zeitlicher Aufwand gegenüber der systematischen Biopsie, der sich jedoch mit zunehmender Expertise und Weiterentwicklung der Systeme deutlich verringern lässt. Drittens fehlt der Fusionsbiopsie die eindeutige beweisende Dokumentationsmöglichkeit, dass die Biopsienadel wirklich das in der MRT tumorsuspekte Areal getroffen hat, da sich das Areal im Ultraschall meist nicht eindeutig darstellt. Zwar ist eine Software-gestützte Kontrolle der Probenentnahme bei den meisten Systemen implementiert, jedoch bestehen potentielle Fehlermöglichkeiten im Segmentieren, Registrieren und Zielen. Aus diesem Grund empfehlen routinierte Anwender die Entnahme von mehreren Zylindern (2-4 Stanzen) pro suspekter Läsion.

Merke:

- In der MRT/US-Fusionsbiopsie können systematische und gezielte Probenentnahmen in einer Sitzung durchgeführt werden.
- Die Vorbereitung zur MRT/US-Fusionsbiopsie lässt sich in zwei Schritte unterteilen: Segmentierung (Volumen und Läsionseinzeichnung) und Registrierung (Überlagerung von der MRT mit dem Ultraschall).

6.4.1. Systeme zur MRT/US-Fusionsbiopsie

UroNAV

Das UroNAV-Fusionsbiopsie-System (Philips Healthcare; Invivo Corporation, Gainsville, FL, USA) wurde an den *National Institutes of Health* entwickelt und erstmals 2008 vorgestellt [36]. Das aktuelle System ermöglicht sowohl eine transrektale als auch transperineale Biopsie mit elastischer Registrierung, welche die Übereinstimmung des MRT mit dem US-Bild zu jedem Zeitpunkt gewährleisten und somit eine hohe Genauigkeit der Fusionsbiopsie bieten soll. Die Segmentierung der MRT-Aufnahmen erfolgt mit der DynaCAD-Software vollautomatisch und kann manuell nachgebessert werden (☞ Abb. 6.2).

Für die Segmentierung der Prostata im Ultraschallbild wird bei transrektaler Durchführung der Schallkopf manuell von der Basis bis zur Apex geschwenkt. Die so gewonnenen Datensätze werden zu einem 3D-Datensatz rekonstruiert. Für die Ko-Registrierung bzw. Fusion der beiden Datensätze ist es wichtig, dass die Grenzen der Prostata im MRT- und Ultraschall-Bild identisch definiert werden. Insbesondere für die Grenze zwischen Prostata und perivesikalem Fett sollte zumindest initial eine enge Absprache zwischen den beteiligten radiologischen und urologischen Kollegen erfolgen, um nicht unterschiedliche Volumina miteinander zu fusionieren. Für das Verfolgen *("Tracking")* des transrektal eingeführten Ultraschallkopfes während der Untersuchung und Biopsieentnahme wird an den Schallkopf ein Sensor angesteckt, dessen räumliche Lage über ein direkt über dem Becken generiertes elektromagnetisches Feld bestimmt wird (☞ Abb. 6.5). Dieser relativ kleine Generator ermöglicht eine Positionierung des Patienten sowohl in Seiten- als auch Steinschnittlage. Wird das elektromagnetische Feld gestört, muss

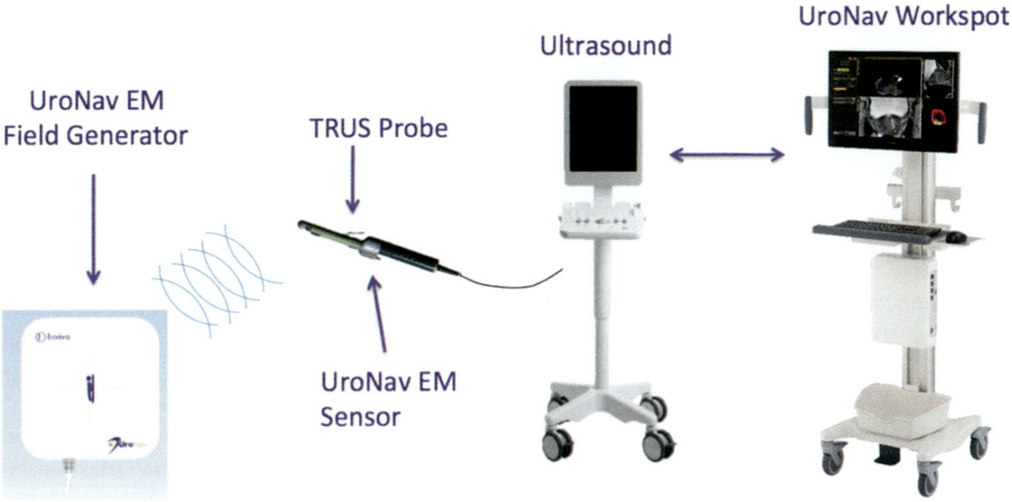

Abb. 6.5: UroNAV-Biopsie-System (Philips, Invivo Corporation): Das mit dem Generator erzeugte elektromagnetische Feld ermöglicht über den an den US-Kopf angesteckten Sensor die Orientierung im Raum. Die *real-time*-US-Bilder werden an der UroNav-Workstation elastisch mit den MRT-Bildern registriert.

man ein paar Sekunden warten, bis die räumliche Lage des Sensors wieder exakt bestimmt werden kann. Das Anstecken des Sensors ermöglicht die freihändige Benutzung des Ultraschallkopfes.

Das gezielt zu biopsierende Areal wird mit der DynaCAD-Software im MRT-Bild manuell umrandet, ebenfalls segmentiert und an der UroNav-Workstation registriert. Hier besteht die Möglichkeit, das gesamte Areal und zudem das Zentrum einzuzeichnen (☞ Abb. 6.6).

Eine grüne Zielscheibe, deren Mitte rot wird, wenn der *"Notch"* der Biopsienadel sicher im suspekten Areal liegt, unterstützt die gezielte Biopsie. Die Lage des entnommenen Zylinders innerhalb der Prostata kann anschließend anhand der aufgezeichneten Ultraschall-Bilder am UroNav-Arbeitsplatz bestimmt und dokumentiert werden. Für den Radiologen hat dieses System den Vorteil, dass er mit Hilfe der DynaCAD-Software an seinem Arbeitsplatz die MRT-Bilder befunden, die suspekten Areale markieren und die Segmentierung durchführen kann. Dieser Datensatz wird anschließend im PACS (Bilder-Archivierungssystem) gespeichert. Die Daten können dann flexibel zum Zeitpunkt der geplanten Biopsie auf den UroNav-Arbeitsplatz geladen werden. Nach der Biopsie können die erfolgten Stanzen mit ihrem Entnahmeort in der DynaCAD-Software mit dem MRT-Bild überlagert und angezeigt werden (☞ Abb. 6.6).

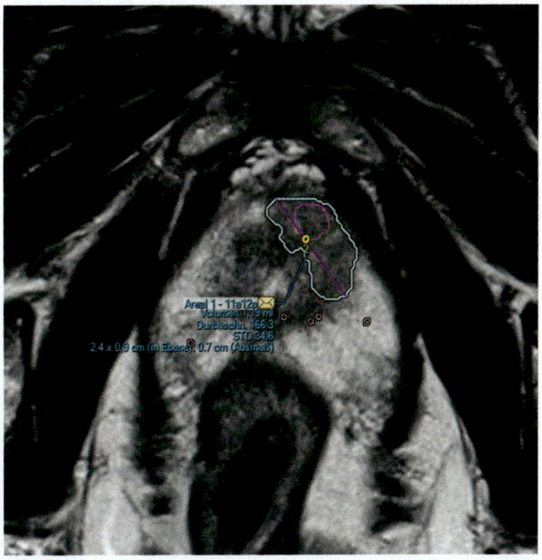

Abb. 6.6: Registrierung einer Gesamtläsion (türkis) und des Läsionszentrum (lila, niedrigste ADC; höchste Aggressivität). Möglichkeit der Anzeige der Probenentnahme/Nadelposition der durchgeführten Biopsiestanzen (gelb) zur nachträglichen Korrelation des Biopsiebefundes (mittels DynaCAD-Software).

Dies ermöglicht insbesondere bei unklarem Histologieergebnis eine Trefferkontrolle (Cave: Es handelt sich nichtsdestotrotz um eine Software-gestützte Anzeige, so dass die Genauigkeit variieren kann). In Studien konnte bei Patienten mit hochgradigem Verdacht im MRT in über 90% ein Prostatakarzinom detektiert werden [37].

Neben der Radiologiesoftware DynaCAD ist seit der neusten Generation auch ein Patientendatenmanagement DynaLync erhältlich, um die interdisziplinären Kommunikation zu optimieren und zu vereinfachen. Neben einem Onlinepatientenkalender sind PSA-, MRT- und Biopsiedaten sowie auch Pathologieergebnisse leicht einsehbar.

Artemis

Das Artemis-System (Eigen, Grass Valley, CA, USA) erhielt im Jahr 2008 seine Zulassung der amerikanischen *Food and Drug Administration* (FDA). Die allgemeine Software-Plattform ist vergleichbar zu den anderen Systemen, jedoch wird die Ultraschallsonde an einen mechanischen Gelenkarm fixiert, der die Rückkopplung der Sonden- bzw. Nadelposition über Sensoren gewährleistet. Dieser Arm schränkt die Beweglichkeit der Ultraschallsonde ein, unterstützt jedoch auch die Führung, die somit nicht freihändig erfolgt. Die Bildregistrierung des Systems erfolgt ebenfalls elastisch. Studienergebnisse mit diesem System ergaben, dass bei tumorsuspekten Arealen die Wahrscheinlichkeit einer positiven Histologie bei der gezielten Biopsie dreimal höher lag als bei der systematischen TRUS-Biopsie [38].

Trinity

Die Trinity™ (Koelis, Grenoble, Frankreich) ist das aktuelle Fusionssystem von der Firma Koelis. Die erste Version (Urostation) wurde 2012/2013 zuerst in Frankreich, Norwegen und Kalifornien wissenschaftlich überprüft. Seit der darauffolgenden Version (*Urostation Touch*) verfügt das System über einen Touchscreen und die neueren Versionen über integrierte, zugehörige 3D-Ultraschallsonden. Die Registrierung der Prostata erfolgt elastisch. Ein Fusionsschritt ist vor jedem Biopsiezylinder erforderlich. Das Zielareal wird als gelbe Kugel in den MRT-Daten eingezeichnet (☞ Abb 6.7). Das aktuelle System kann auch transperineal verwendet werden (Trinity® Perine). Auch dieses System ermöglicht signifikant höhere Detektionsraten durch die gezielte Biopsie bei höherem Anteil klinisch signifikanter Karzinome [39]. Die Genauigkeit wird vom Hersteller mit 2,3 mm angegeben.

BiopSee

Das BiopSee-System (MedCom GmbH, Darmstadt, Deutschland) wurde ursprünglich in Offenbach getestet und im Verlauf am Universitätsklinikum Heidelberg eingesetzt und in klinischen Studien überprüft [15]. Im Gegensatz zu den anderen Systemen war es initial ausschließlich für den transperinealen Biopsiezugang konzipiert. Die

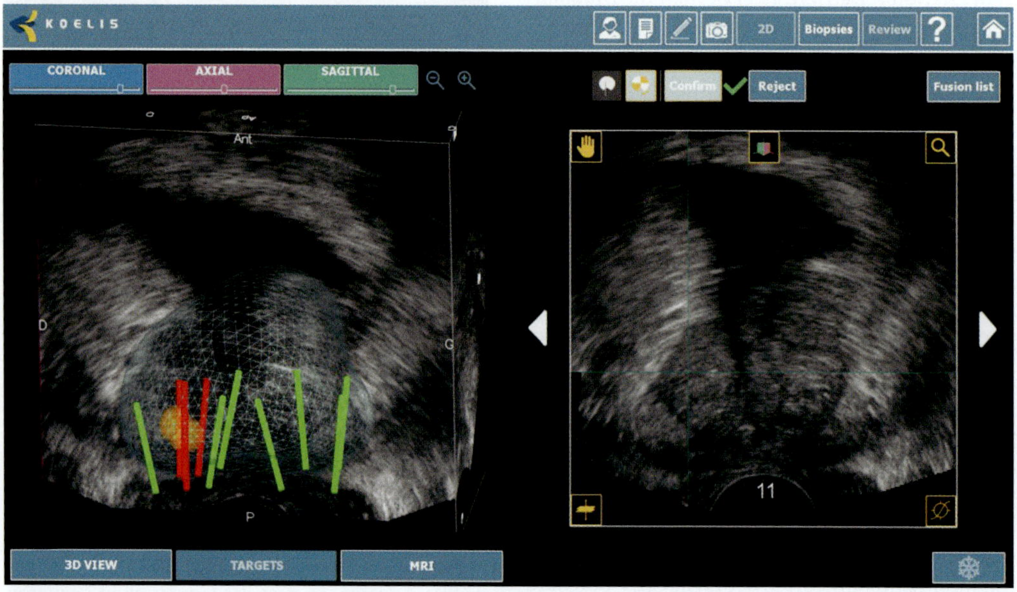

Abb. 6.7: Registierung von Gesamtläsionen und den Zentren der höchsten Aggressivität. Möglichkeit der Anzeige der durchgeführten Biopsiestanzen zur Korrelation des Biopsiebefundes (Koelis).

transrektal eingeführte Ultraschallsonde wird mit einem mechanischen Stepper fest am OP-Tisch befestigt (☞ Abb. 6.8). Die Sonde hat daher eine sehr exakte räumliche Orientierung, aber nur eine eingeschränkte Beweglichkeit (zwei Freiheitsgrade). Die Proben werden über eine Lochplatte geführt entnommen. Die Bildregistrierung erfolgt in der aktuell vertriebenen Version rigide, eine elastische Fusion ist jedoch bereits implementiert, aber wird noch nicht routinemäßig verwandt. Die stereotaktische Genauigkeit wird mit 1,7 mm angegeben.

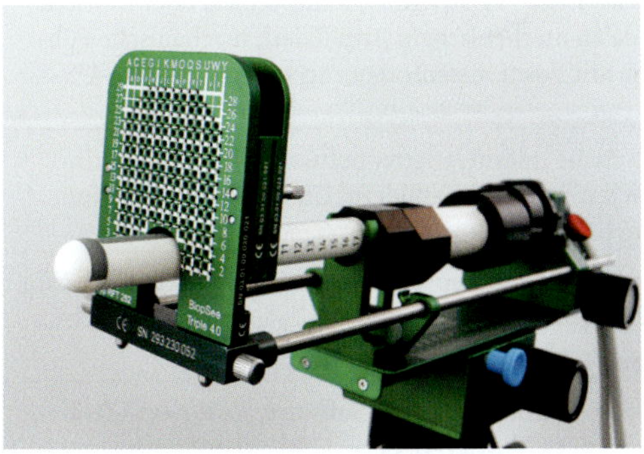

Abb. 6.8: Stepper und Template für transperinale Biopsie (BiopSee).

Virtual Navigator

Das Virtual Navigator System (Esaote, Genua, Italien) erschien bereits 2004 als allgemeine Fusionssoftware, konzipiert zur Überlagerung von CT- oder MRT-Datensätzen mit dem Ultraschall. Erst in jüngerer Zeit wird das System zur Fusionsbiopsie der Prostata verwendet. Das System arbeitet mit einer rigiden Registrierung. Der Ultraschall erfolgt freihändig. Puech et al. verwendeten in einer Studie den Virtual Navigator und konnten ebenso signifikant mehr Karzinome mit der gezielten versus der systematischen Biopsie detektieren [40].

Real-Time Virtual Sonography

Das Real-Time Virtual Sonography System (HI-RVS, Hitachi, Tokyo, Japan) verwendet bei freihändig geführtem Schallkopf einen elektromagnetischen Sensor zur Bewegungsregistrierung und eine rigide Bildregistrierung von MRT und Ultraschallbild. Die Ergebnisse einer bereits 2010 publizierten Studie sind vergleichbar zu den Daten der Publikationen mit den anderen Systemen [41].

Die Anzahl und Funktionalität der verfügbaren Systeme erfahren eine kontinuierliche Weiterentwicklung (☞ Abb. 6.9). Die Tabelle 6.2 führt die derzeit existierenden Anbieter auf, wobei kein Anspruch auf Vollständigkeit bestehen kann.

6.5. MRT-*(in-bore)*-Biopsie

Das genaueste MR-gestützte Biopsieverfahren zur histologischen Sicherung von Läsionen, die in der diagnostischen mpMRT der Prostata detektiert und beschrieben wurden, stellt die gezielte Biopsie direkt in der MRT-Röhre dar. Durch die Sicherstellung der korrekten Entnahmestelle im suspekten Areal in ein bis zwei Raumebenen *(needle-in-scan)* können Herde zielsicher biopsiert und parallel kann die Entnahmestelle exakt dokumentiert werden. Das erste zugelassene kommerziell erwerbliche MRT-Biopsie-Device ist das DynaTRIM (Philips Healthcare, Invivo Corporation) [5]. Darüber hinaus ist eine Weiterentwicklung von Soteria Medical (Remote Controlled Manipulator; RCM), ein Robotor-assistieres MRT-Biopsie-Device erhältlich [42, 43].

> **Merke:** Die MRT-(*in-bore*)-Biopsie ist das genaueste MR-gestützte Biopsieverfahren.

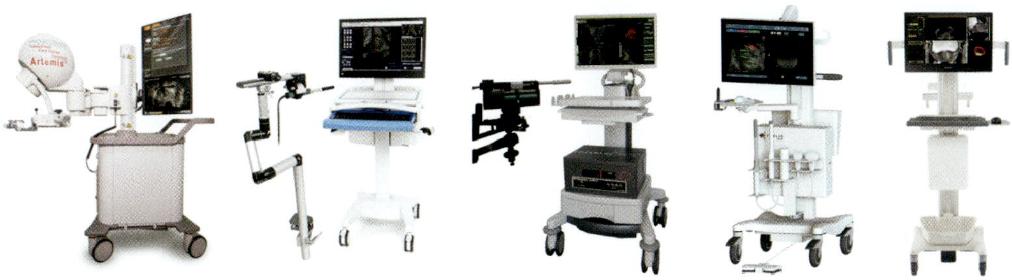

Abb. 6.9: Abbildung der aktuellen Fusionssysteme. Von links nach rechts: Artemis, BioJet, BiopSee, Trinity, UroNav.

Fusions-system	Hersteller	Spezifikationen
Artemis	**Eigen** Grass Valley, CA, USA	• Elastische Registrierung, transrektal und transperineal, US-Sonde an mechanischem Arm fixiert, kompatibles US-Gerät erforderlich • Integrierte Radiologiesoftware: **ProFuse™**
bkFusion™	**bk medical Medizinische Systeme GmbH** Quickborn, Deutschland	• Ultraschallsysteme mit integrierter Software, rigide Registrierung mittels Predictive Fusion®, transrektal oder transperineal • Kompatible Radiologiesoftware: **Symphony Dx, MIM Software Inc.** Cleveland, OH, USA
BioJet™	**URORAD Medtech GmbH** Schömberg, Deutschland	• Rigide Registrierung, transrektal oder transperineal, US-Sonde an mechanischem Arm fixiert, mechanische Führungsschiene mit Positionssensoren, kompatibles US-Gerät erforderlich
BiopSee®	**MedCom GmbH** Darmstadt, Deutschland	• Rigide und elastische Registrierung, transperineal oder transrektal, US-Sonde an mechanischem Arm fixiert, mechanische Führungsschiene mit Positionssensoren; zugehörige End-Fire-US-Sonden
HI-RVS	**Hitachi Medical Corporation** Tokyo, Japan	• Ultraschallsysteme mit integrierter Software, *Real-time*-Ultraschallvergleich mit CT/MRT-Bildern, US-Freihandnavigation, elektromagnetische Steuerung der Probenentnahme
iSR'obot™ Mona Lisa	**Biobot Surgical Pte Ltd** Singapur	• Elastische Registrierung, transperineal, Robotor-gestützte Positionierung der Biopsienadel, kompatibles US-Gerät erforderlich • Integrierte Software: **UroFusion**
Smart-Fusion	**Canon Medical Systems Corporation** Ōtawara, Japan	• Ultraschallsysteme mit integrierter Software, *Real-time*-Ultraschallvergleich mit CT/MRT-Bildern, US-Freihandnavigation
Trinity™	**Koelis** Meylan, Frankreich	• Elastische Registrierung, transrektal oder transperineal, US-Freihandnavigation, automatische US-Sonden-Rotation, zugehörige *Side*- oder *End-Fire*-US-Sonden
UroNAV®	**Philips Healthcare, Invivo Corporation** Gainsville, FL, USA	• Elastische Registrierung, transrektal oder transperineal, US-Freihandnavigation oder Stepper, elektromagnetische Erfassung der Probenentnahme, kompatibles US-Gerät erforderlich • Kompatible Radiologie- und Patientendatenmanagementsoftware: **DynaCAD** und **DynaLync**, Philips Healthcare, Invivo Corporation Gainsville, FL, USA
Virtual Navigator	**Esaote S.p.A.** Genua, Italien	• Ultraschallsysteme mit integrierter Software, *Real-time*-Ultraschallvergleich mit CT/MRT-Bildern, US-Freihandnavigation
Volume Navigation	**GE Healthcare** Buckinghamshire, Großbritannien	• Ultraschallsysteme mit integrierter Software, *Real-time*-Ultraschallvergleich mit CT/MRT-Bildern, US-Freihandnavigation

Tab. 6.2: Aktuelle verbreitete und kommerziell verfügbare Fusionsbiopsiesysteme.

6.5.1. Kontraindikationen, Patienten- und Biopsievorbereitung

Nach Indikationsprüfung kann die Vorbereitung des Patienten auf die Biopsie erfolgen. Es sollte eine ausführliche Aufklärung mindestens 24 Stunden vor dem Eingriff über mögliche Risiken, den exakten Ablauf der Biopsie, aktuelle Leitlinien und alternative Methoden sowie die Vor- und Nachbereitungen erfolgen. Ausschlusskriterien für eine MRT-gesteuerte Prostata-Biopsie sind i.d.R. Herzschrittmacher bzw. nicht MRT-taugliche implantierte Devices. Bei Einnahme gerinnungshemmender Medikamente (Clopidogrel, etc.) bedarf es einer Abklärung mit dem betreuenden Arzt, ob ein Pausieren der Medikation möglich ist.

Für eine transrektale Biopsie ist eine vorherige antibiotische Abdeckung empfohlen. Standardantibiose ist die orale Gabe eines Fluorchinolon (z.B. Levofloxacin; Tavanic® [EU, CH]). Zum 30. April 2019 erfolgte jedoch ein Widerruf von Indikationen zur systemischen Anwendung aller in der EU zugelassenen Fluorchinolone wegen des Risikos relevanter Nebenwirkungen (Muskeln, Gelenke und Nervensystem) durch die deutsche Arzneimittelbehörde (BfArM), u.a. zur Prophylaxe von Harnwegsinfektionen bei transrektaler Prostatabiopsie (Betroffene Wirkstoffe: Ciprofloxacin, Levofloxacin, Moxifloxacin, Norfloxacin, Ofloxacin). Alternativen sind Cephalosporine (z.B. Cefpodoxim, Cefixim), Fosfomycin oder Aminoglykoside (z.B. Gentamicine). Eine intravenöse *Single-shot*-Antibiose eines Cephalosporin (Ceftriaxon; Cefotrix® [D, A], Rocephin® [D, A, CH], Tercefon® [A]) kann 1 Stunde vor der Intervention erfolgen.

Zudem sollten aktuelle Gerinnungsparameter (Thrombozyten, Quick/INR und PTT; nicht älter als 3 Wochen vor dem Biopsie-Termin) und eine standardisierte Blutungsanamnese vorliegen. Eine niedrigdosierte ASS-Medikation kann weiter eingenommen werden und in begründeten Fällen kann die MRT-(*in-bore*)-Biopsie auch unter Marcumartherapie erfolgen. Zum Ausschluss eines Harnwegsinfektes kann vorab eine Urinanalyse erfolgen. Spezielle abführende Maßnahmen sind in der Regel nicht erforderlich, jedoch sollte der Patient vor der Biopsie auf Toilette gehen.

Merke: Eine entsprechende Indikationsstellung und ausführliche Aufklärung sollten >24 Std. vorab erfolgen. Bestimmung aktueller Gerinnungsparameter, der Ausschluss eines Harnwegsinfektes und die Antibiotikaprophylaxe bei transrektaler Biopsie sollten erfolgen.

6.5.2. Transrektale Biopsie

Für die MRT-Biopsie mittels DynaTRIM sind verschiedene Biopsienadeln (voll- oder halbautomatisch) mit mehreren zugehörigen Nadellängen erhältlich (üblicherweise 150 mm/175 mm, 16G/18G, Notch 1,7 cm; ☞ Abb. 6.10). Ein Beistelltisch/Ablage für die Verarbeitung der Biopsiestanzen sollte semisteril vorbreitet werden. Ein peripherer Venenzugang kann prophylaktisch eingelegt werden. Der Patient sollte vor der Biopsie die Blase entleeren, um eine unnötige Unruhe während der Biopsie zu verhindern. Die Biopsie kann z.B. in einer Schlitzhose mit einer Öffnung am Gesäß erfolgen.

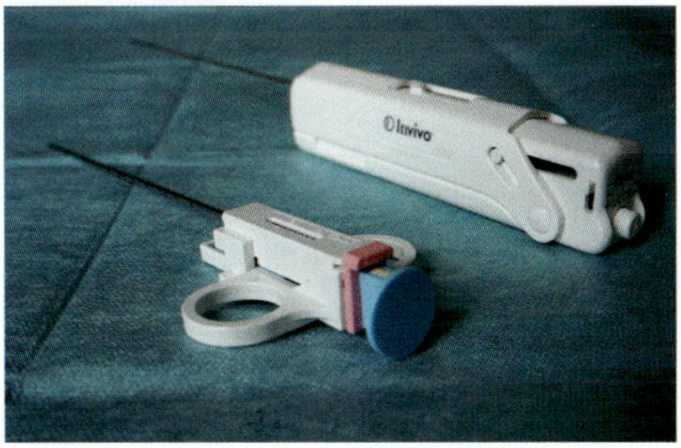

Abb. 6.10: MR-taugliche Biopsienadeln (vollautomatisch und halbautomatisch; Philips Healthcare, Invivo).

Die transrektale MRT-*(in-bore)*-Biopsie erfolgt standardmäßig in Bauchlage. Neben dem DynaTRIM gibt es aktuell nur wenige weitere MRT-Biopsieeinheiten, die in einzelnen Kliniken eigens entwickelt und verwendet werden. Biopsien der Prostata im MRT können aber auch in Rückenlage oder roboterassistiert durchgeführt werden [6, 44, 45]. Die Biopsie in Bauchlage kann durch die Verwendung eines Stillkissens oder einer entsprechenden Kopfschale optimiert werden (☞ Abb. 6.11+6.12). Wichtig ist eine korrekte zentrale Positionierung des Patienten zur DynaTRIM-Führung.

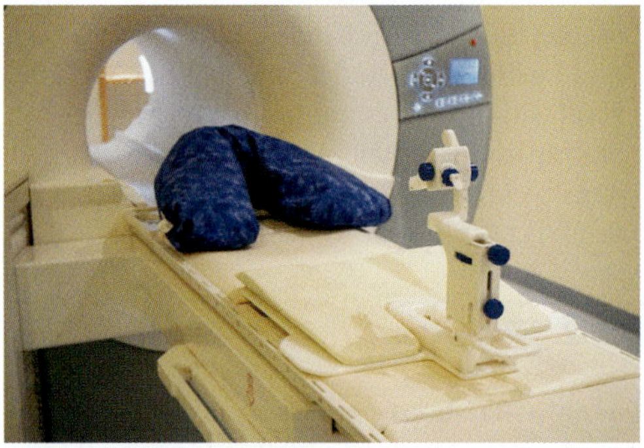

Abb. 6.11: Biopsievorrichtung und Stillkissen als Unterstützung einer komfortableren und stabileren Bauchlage bei der MRT-Biopsie.

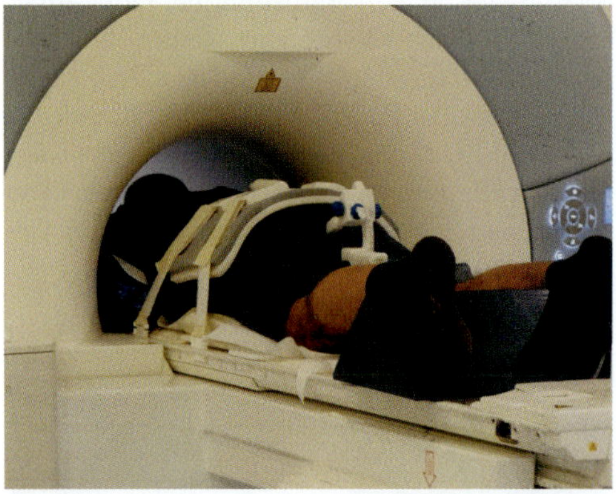

Abb. 6.12: Patient in Bauchlage mit aufgelegter Oberflächenspule und DynTRIM-Device (Philips, Invivo).

Vor dem Einführen der Nadelführung sollte zur lokalen Schleimhaut-Anästhesie eine digito-rektale Untersuchung unter Verwendung und Applikation eines Lidokain-Gel (z.B. 2%iges Instillagel®, Farco-Pharma GmbH) erfolgen. Nach Applikation des Anästhesie-Gels wird die Nadelführung per anal direkt vor die Prostata positioniert, anschließend erfolgt das Einspannen der Nadelführung in die DynaTRIM-Halterung und somit die Fixierung am Biopsieaufsatz.

Bei routinemäßiger Durchführung der transrektalen MRT-Biopsie hat der Patient mittels Gel-Anästhesie nur geringe Schmerzen [26]. Erfahrungsgemäß resultieren die meisten Beschwerden eher aus der Lagerung und weniger durch die Probenentnahmen. Alternativen zur Gel-Anästhesie sind eine Injektion eines Lokalanästhetikums durch den Nadelhalter mittels MRT-tauglicher Injektionsnadel zwischen Rektum und Prostata oder ein klassischer periprostatischer Nervblock (PPNB), der in der Regel vor der Biopsie außerhalb des MRTs unter Ultraschallkontrolle erfolgen muss. Der PPNB kann ggf. teils zusätzliche Schmerzlinderung bewirken, dies steht jedoch keineswegs in Relation zum zeitlichen und apparativen Aufwand [27]. Zur Kontrolle der Nadelhalterposition vor der Prostata sollte beginnend eine schnelle sagittale T2-HASTE-Sequenz erfolgen (☞ Tab. 6.3). Liegt die Nadelführung gut (enge Lagebeziehung zur Prostata, ohne diese zu komprimieren oder zu verlagern), sollte die axiale Messung, annähernd senkrecht zum Nadelhalter, akquiriert und an die DynaCAD-Workstation übertragen werden. Die Planung der Biopsie erfolgt an der DynaCAD-Workstation nach Kalibrieren der Nadelführung im sagittalen Bild (☞ Abb. 6.13+ 6.14).

Als erstes sollte mit der am weitesten basal gelegenen Läsion zur Bestimmung der optimalen Nadellänge begonnen werden. Durch das "Festlegen" der Position werden die kalkulierten Auslenkungen des DynaTRIM angezeigt. Kann eine anvisierte Läsion bei ausgewählter 150mm-Nadel nicht erreicht werden, besteht die Möglichkeit den Spacer zu entfernen oder eine andere Nadellänge zu wählen. Damit nur eine Nadel pro Biopsie verwendet werden muss, sollten alle Läsionen zusammen ge-

Sequenz	Ausrichtung	TR (ms)	TE (ms)	Bildfeld (mm)	Schichtdicke (mm)	Schichten
Planung						
T2 HASTE	axial, sagittal, koronal	2000	70	250	1,1 x 1,1 x 3,0	30
Nadelkontrolle						
T2 HASTE	axial, sagittal, koronal	1600	100	300	12 x 1,2 x 4,0	20
ergänzend: T2 TSE	sagittal, koronal	4050	135	200	0,8 x 0,8 x 3,5	15

Tab. 6.3: Sequenzprotokoll für die MRT-*(in-bore)*-Biopsie. **TR** = Repetitionszeit, **TE** = Echozeit.

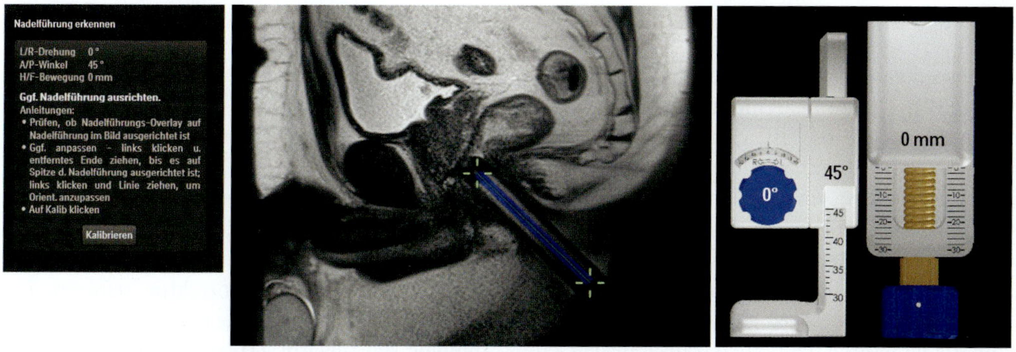

Abb. 6.13: Kalibrierung des Nadelhaltes mittels DynaLOC (Philips, Invivo).

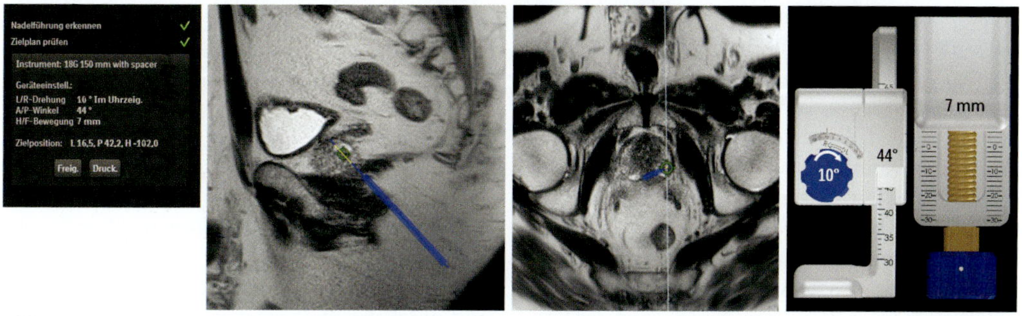

Abb. 6.14: *Targeting* mittels DynaLOC (Philips, Invivo).

plant und anschießend von basal nach apikal biopsiert werden. Nach Einstellen der notierten Auslenkungen in allen drei Raumrichtungen am Patienten erfolgt die Durchführung der Planungssequenz. Anhand eines 3D-Tool oder des PACS kann der Nadelverlauf simuliert werden und eine mögliche Abweichung von der Läsion ermittelt werden. Bei korrekter Simulation erfolgen nun die Einführung der Biopsienadel und die Probenentnahme.

Die Lage der Nadel sollte mittels einer schnellen T2-Sequenz (z.B. Ultrafast SE; HASTE oder Trufisp) in zwei Raumebenen überprüft werden ("*Needle-in*-Scans", ☞ Abb. 6.15). In Falle eines nicht korrekt getroffenen Areals sollte eine weitere Stanze nach Korrektur der Einstellung erfolgen. Die Proben sollten in Absprache mit der jeweiligen Pathologie ggf. gefärbt (HE-Färbung) und fixiert werden.

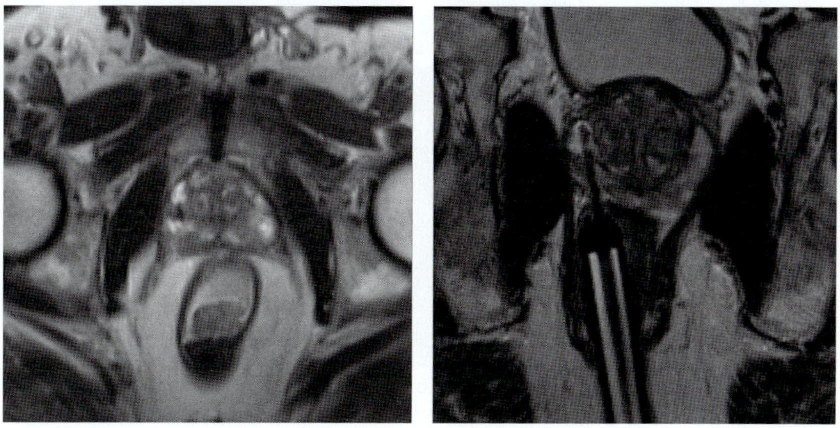

Abb. 6.15: T2-HASTE-Kontrollbilder ("*Needle-in*-Scans") der transrektalen MRT-*(in-bore)*-Biopsie in zwei Raumrichtungen mit exakter Darstellung der Nadelposition innerhalb der Läsion.

6.5.3. Transgluteale Biopsie

Bei Patienten mit stattgehabter Rektumamputation (z.B. bei Rektumkarzinom) oder mit relevanter Analkanalstenose ist eine Applikation der transrektalen Ultraschallsonde nicht möglich. In diesen Fällen kann eine auf dem transrektalen Ultraschall basierte Biopsie nicht durchgeführt werden. Diese Patienten können dennoch und sollten auch bei auffälligen MRT-Befunden gezielt mittels MRT biopsiert werden. Standardmäßig erfolgt eine solche Biopsie über einen transglutealen Zugangsweg, ebenfalls in Bauchlage des Patienten. Analog zu einer klassischen CT-Punktion wird die Seite und ungefähre Punktionshöhe mittels Marker (z.B. Adalatkapsel) markiert. In einer Übersichtssequenz kann damit die optimale Höhe bestimmt werden. Anschließend erfolgt die flächendeckende Desinfektion, sterile Abdeckung des Einstichortes und lokale Anästhesie (z.B. Lidocain s.c.). Mittels MR-kompatibler Koaxialnadel wird nun unter repetitiven Aufnahmen oder *real-time*-Sequenzen die Koaxialnadel bis zur Prostata vorgeführt. Über 3D-Rekonstruktionen kann der Entnahmeort genau bestimmt werden. Bei korrekt liegender Koaxialnadel erfolgt dann die Probenentnahme mit einer entsprechenden MR-tauglichen Biopsienadel (semi- oder voll-automatisch). Mit liegender Nadel sollte eine kurze Kontrollsequenz am besten in zwei Ebenen akquiriert werden, um den genauen Entnahmeort zu bestätigen und zu dokumentieren (☞ Abb. 6.16). Es sollten immer mindestens zwei Proben je suspektem Areal bzw. je Läsion entnommen werden. Im Falle einer nicht korrekt getroffenen Läsion sollte stets eine weitere Probenentnahme nach Korrektur erfolgen. Die Proben sollten in Absprache mit der jeweiligen Pathologie ggf. gefärbt (HE-Färbung) und fixiert werden.

Merke: Die transgluteale MRT-(*in-bore*)-Biopsie ist Methode der Wahl bei Z.n. Rektumextirpation.

6.5.4. Procedere nach der Biopsie

Im Anschluss an eine MRT-(*in-bore*)-Biopsie sollte der Patient eine Urinprobe abgeben. Dies dient zum einen dazu, die Harnröhre durchzuspülen und mögliche Blutkoagel zu entfernen und zum anderen zur Einschätzung der Blutungsintensität. Der Patient sollte nach der Biopsie viel Flüssigkeit

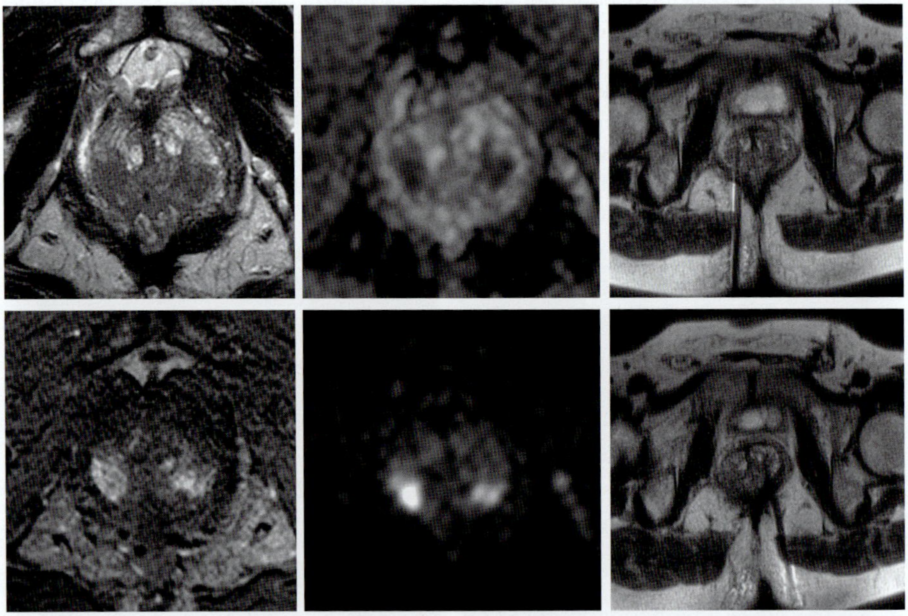

Abb. 6.16: Patient mit Z.n. Rektumamputaion bei Rektumkarzinom. Auffällige Läsionen beidseits in der posterioren pripheren Zone mit fokaler Diffusionsstörung und Perfusionssteigerung. T2-HASTE-Kontrollbilder („*Needle-in*-Scans") der transglutelaen MRT-*(in-bore)*-Biopsie mit exakter Darstellung der Nadelposition innerhalb der Läsionen beidseits (zweite Ebene nicht dargestellt).

Negative Histologie	**PI-RADS 4** PSA-Kontrolle und MRT-Kontrolle in 6 Monaten empfohlen	**PI-RADS 5** Rücksprache mit der Pathologie, ggf. erneute MRT-gestützte gezielte Biopsie empfohlen
Positive Histologie	**ISUP-Graduierungsgruppe 1 und 2** (Gleason Score ≤ 3 + 4 = 7a) Rücksprache mit zuständigem Urologen bzgl. Therapie (z.B. *Active Surveillance*)	**ISUP-Graduierungsgruppe 3-5** (Gleason Score ≥ 4 + 3 = 7b) Rücksprache mit zuständigem Urologen bzgl. Kapselüberschreitung und Tumorlokalisation (NVB)

Tab. 6.4: Schlussfolgerungen und Empfehlungen abhängig von den histologischen Ergebnissen der gezielten MRT-*(in-bore)*-Biopsie.

zu sich nehmen, sich körperlich schonen und etwa eine Woche Tätigkeiten, die den Damm belasten (z.B. Fahrrad fahren) und starke Hitzeeinwirkungen auf die Beckenregion (z.B. Sauna) meiden. Der vollständige abschließende Befundbericht der Biopsie enthält Anzahl und Lokalisation der Stanzen, das histologische Ergebnis sowie eine Konklusion (☞ Tab. 6.4).

6.6. Literatur

1. Leitlinienprogramm Onkologie (Deutsche Krebsgesellschaft, Deutsche Krebshilfe, AWMF): Interdisziplinäre Leitlinie der Qualität S3 zur Früherkennung, Diagnose und Therapie der verschiedenen Stadien des Prostatakarzinoms, Langversion 5.1, 2019,AWMF Registernummer: 043/022OL, http://www.leitlinienprogramm-onkolo-gie.de/leitlinien/prostatakarzinom/

2. Mottet N, Bellmunt J, Briers E, Bolla M, Bourke L, Cornford P, De Santis M, Henry A, Joniau S, Lam T, Mason MD, Van den Poel H, Van den Kwast TH, Rouvière O, Wiegel T; members of the EAU – ESTRO – ESUR –SIOG Prostate Cancer Guidelines Panel. EAU – ESTRO – ESUR – SIOG Guidelines on Prostate Cancer. Edn. presented at the EAU Annual Congress Copenhagen 2018. 978-94-92671-02-8. Publisher: EAU Guidelines Office. Place published: Arnhem, The Netherlands.

3. Abd-Alazeez M, Ahmed HU, Arya M, et al. The accuracy of multiparametric MRI in men with negative biopsy and elevated PSA level—can it rule out clinically significant prostate cancer? Urol Oncol 2014; 32(1):45.e17-22.

4. Schimmöller L, Quentin M, Arsov C, et al. MR-sequences for prostate cancer diagnostics: validation based on the PI-RADS scoring system and targeted MR-guided in-bore biopsy. Eur Radiol 2014; 24(10):2582-9.

5. Venderink W, Bomers JG, Overduin CG, et al. Multiparametric Magnetic Resonance Imaging for the Detection of Clinically Significant Prostate Cancer: What Urologists Need to Know. Part 3: Targeted Biopsy. Eur Urol. 2020 Apr;77(4):481-490.

6. Beyersdorff D, Winkel A, Hamm B, et al. MR imaging-guided prostate biopsy with a closed MR unit at 1.5 T: initial results. Radiology 2005; 234:576-581

7. Engelhard K, Hollenbach HP, Kiefer B, et al. Prostate biopsy in the supine position in a standard 1.5-T scanner under real time MR-imaging control using a MR-compatible endorectal biopsy device. Eur Radiol 2006; 16: 1237-1243.

8. Siddiqui MM, Rais-Bahrami S, Turkbey B, et al. Comparison of MR/ultrasound fusion-guided biopsy with ultrasound-guided biopsy for the diagnosis of prostate cancer. JAMA 2015; 313(4):390-7.

9. Kasivisvanathan, V. et al MRI-targeted or standard biopsy for prostate-cancer diagnosis (PRECISION). N Engl J Med. 2018; 378:1767–1777.

10. Ahmed HU. et al. PROMIS study group. Diagnostic accuracy of multi-parametric MRI and TRUS biopsy in prostate cancer (PROMIS): a paired validating confirmatory study. Lancet. 2017; 25:389(10071):815-822.

11. Wegelin, O. et al. The FUTURE Trial: A Multicenter Randomised Controlled Trial on Target Biopsy Techniques Based on Magnetic Resonance Imaging in the Diagnosis of Prostate Cancer in Patients with Prior Negative Biopsies. European Urology 2018; 75 (4): 582 – 590.

12. Rouvière et al. Use of prostate systematic and targeted biopsy on the basis of multiparametric MRI in biopsy-naive patients (MRI-FIRST): a prospective, multicentre, paired diagnostic study. Lancet Oncol 2019; 20: 100–09.

13. van der Leest, M. et al. Head-to-head Comparison of Transrectal Ultrasound-guided Prostate Biopsy Versus Multiparametric Prostate Resonance Imaging with Subsequent Magnetic Resonance-guided Biopsy in Biopsy-naïve Men with Elevated PSA: A Large Prospective Multicenter Clinical Study (4M). European Urology 2018; 75 (4): 570 – 578.

14. Drost et al. Prostate Magnetic Resonance Imaging, with or Without Magnetic Resonance Imaging-targeted

Biopsy, and Systematic Biopsy for Detecting Prostate Cancer: A Cochrane Systematic Review and Meta-analysis. European Urolology 2020.

15. Radtke JP, Kuru TH, Boxler S, et al. Comparative analysis of transperineal template saturation prostate biopsy versus magnetic resonance imaging targeted biopsy with magnetic resonance imaging-ultrasound fusion guidance. J Urol 2015; 193(1):87-94.

16. Valerio M, Donaldson I, Emberton M, et al. Detection of Clinically Significant Prostate Cancer Using Magnetic Resonance Imaging-Ultrasound Fusion Targeted Biopsy: A Systematic Review. Eur Urol 2015; 68(1):8-19.

17. Thompson JE, Moses D, Shnier R, et al. Multiparametric magnetic resonance imaging guided diagnostic biopsy detects significant prostate cancer and could reduce unnecessary biopsies and over detection: a prospective study. J Urol 2014; 192(1):67-74.

18. Borkowetz A, Platzek I, Toma M, et al. Comparison of systematic transrectal biopsy to transperineal magnetic resonance imaging/ultrasound-fusion biopsy for the diagnosis of prostate cancer. BJU Int 2014 Dec 18.

19. Salami SS, Vira MA, Turkbey B, et al. Multiparametric magnetic resonance imaging outperforms the Prostate Cancer Prevention Trial risk calculator in predicting clinically significant prostate cancer. Cancer 2014; 120(18):2876-82.

20. Delongchamps NB, Lefèvre A, Bouazza N, et al. Detection of significant prostate cancer with magnetic resonance targeted biopsies—should transrectal ultrasound-magnetic resonance imaging fusion guided biopsies alone be a standard of care? J Urol 2015; 193(4):1198-204.

21. Kasabwala K, Patel N, Cricco-Lizza E, et al. The Learning Curve for Magnetic Resonance Imaging/Ultrasound Fusion-guided Prostate Biopsy. Eur Urol Oncol. 2019 Mar;2(2):135-140.

22. Klotz L, Vesprini D, Sethukavalan P, et al. Long-term follow-up of a large active surveillance cohort of patients with prostate cancer. J Clin Oncol 2015; 33(3):272-7.

23. Schoots IG, Petrides N, Giganti F, et al. Magnetic resonance imaging in active surveillance of prostate cancer: a systematic review. Eur Urol 2015; 67(4):627-36.

24. Abdi H, Pourmalek F, Zargar H, et al. Multiparametric magnetic resonance imaging enhances detection of significant tumor in patients on active surveillance for prostate cancer. Urology 2015; 85(2):423-8.

25. Baco E, Ukimura O, Rud E, Vlatkovic L, et al. Magnetic resonance imaging-transectal ultrasound image-fusion biopsies accurately characterize the index tumor: correlation with step-sectioned radical prostatectomy specimens in 135 patients. Eur Urol 2015; 67(4):787-94.

26. Schimmöller L, Blondin D, Arsov C et al. MRI-Guided In-Bore Biopsy: Differences Between Prostate Cancer Detection and Localization in Primary and Secondary Biopsy Settings. AJR Am J Roentgenol. 2016 Jan;206(1):92-9.

27. Arsov C, Rabenalt R, Quentin M, et al. Comparison of patient comfort between MR-guided in-bore and MRI/ultrasound fusion-guided prostate biopsies within a prospective randomized trial. World J Urol. 2016 Feb;34(2):215-20. Epub 2015 Jun 9.

28. Schimmöller L, Quentin M, Blondin D et al. Targeted MRI-guided prostate biopsy: are two biopsy cores per MRI-lesion required? Eur Radiol. 2016 Nov;26(11): 3858-3864. Epub 2016 Feb 26.

29. Arsov C, Becker N, Rabenalt R, et al. The use of targeted MR-guided prostate biopsy reduces the risk of Gleason upgrading on radical prostatectomy. J Cancer Res Clin Oncol 2015; 141(11):2061-8.

30. Overduin CG, Fütterer JJ, Barentsz JO. MRI-guided biopsy for prostate cancer detection: a systematic review of current clinical results. Curr Urol Rep 2013; 14(3): 209-13.

31. Arsov C, Rabenalt R, Blondin D, et al. Prospective randomized trial comparing Magnetic Resonance Imaging (MRI)-guided in-bore biopsy to MRI-ultrasound fusion and transrectal ultrasound-guided prostate biopsy in patients with prior negative biopsies. Eur Urol 2015; 68(4):713-20.

32. Quentin M, Blondin D, Arsov C, et al. Prospective evaluation of magnetic resonance imaging guided in-bore prostate biopsy versus systematic transrectal ultrasound guided prostate biopsy in biopsy naïve men with elevated prostate specific antigen. J Urol 2014; 192(5): 1374-9.

33. Schoots IG, Roobol MJ, Nieboer D, et al. Magnetic Resonance Imaging-targeted biopsy may enhance the diagnostic accuracy of significant prostate cancer detection compared to standard transrectal ultrasound-guided biopsy: A systematic review and meta-analysis. Eur Urol 2015; 68(3):438-50.

34. Arsov C, Quentin M, Rabenalt R, et al. Repeat transrectal ultrasound biopsies with additional targeted cores according to results of functional prostate MRI detects high-risk prostate cancer in patients with previous negative biopsy and increased PSA - a pilot study. Anticancer Res 2012; 32(3):1087-92.

35. Moore CM, Robertson NL, Arsanious N, et al. Image-guided prostate biopsy using magnetic resonance imaging-derived targets: a systematic review. European Urology 2013; 63: 125-140

36. Xu S, Kruecker J, Turkbey B, et al. Real-time MRI-TRUS fusion for guidance of targeted prostate biopsies. Comput Aided Surg 2008; 13:255-264

37. Pinto PA, Chung PH, Rastinehad AR, et al. Magnetic resonance imaging/ultrasound fusion guided prostate biopsy improves cancer detection following transrectal ultrasound biopsy and correlates with multiparametric magnetic resonance imaging. J Urol 2011; 186(4):1281-5.

38. Sonn GA, Natarajan S, Margolis DJ, et al. Targeted biopsy in the detection of prostate cancer using an office based magnetic resonance ultrasound fusion device. J Urol 2013; 189(1):86-91.

39. Delongchamps NB, Peyromaure M, Schull A, et al. Prebiopsy magnetic resonance imaging and prostate cancer detection: comparison of random and targeted biopsies. The Journal of Urology 2013; 189 (2):493-499.

40. Puech P, Rouviere O, Renard-Penna R, et al. Prostate cancer diagnosis: multiparametric MR-targeted biopsy with cognitive and transrectal US-MR fusion guidance versus systematic biopsy—prospective multicenter study. Radiology 2013; 268:461-469

41. Miyagawa T, Ishikawa S, Kimura T, et al. Real-time Virtual Sonography for navigation during targeted prostate biopsy using magnetic resonance imaging data. Int J Urol 2010; 17(10):855-60.

42. Barral M, Lefevre A, Camparo P, et al. In-Bore Transrectal MRI-Guided Biopsy With Robotic Assistance in the Diagnosis of Prostate Cancer: An Analysis of 57 Patients. AJR 2019 Oct; 213(4):W171-W179.

43. Bomers JG, Bosboom DG, Tigelaar GH, et al. Feasibility of a 2nd generation MR-compatible manipulator for transrectal prostate biopsy guidance. Eur Radiol 2017 Apr;27(4):1776-1782.

44. Schouten MG, Bomers JG, Yakar D, et al. Evaluation of a robotic technique for transrectal MRI-guided prostate biopsies. European Radiology 2012; 22:476-483

45. Futterer JJ, Barentsz JO. MRI-guided and robotic-assisted prostate biopsy. Current Opinion in Urology 2012; 22:316-319

Erstattung und Abrechnung

7. Erstattung und Abrechnung

Obwohl die multiparametrische MRT (mpMRT) der Prostata fest als diagnostisches Werkzeug in der deutschen S3-Leitlinie Prostatakarzinom integriert ist [1], ist sie bisher nicht adäquat im einheitlichen Bewertungsmaßstab (EBM) als Grundlage für die Abrechnung der vertragsärztlichen Leistungen abgebildet.

Im Jahr 2018 hat der Bund Deutscher Radiologen (BDR) einen Qualitätsstandard publiziert und neben einem Vorschlag zur Abrechnung der mpMRT der Prostata als individuelle Gesundheitsleistung (IGeL) den Begriff der MR-Prostatographie implementiert, um die Methode ähnlich der MR-Mammographie begrifflich besser herauszustellen [2].

Berufspolitisch ist die oft praktizierte Abrechnung der mpMRT im System der kassenärztlichen Vereinigung als Becken-MRT nicht gewollt, da die beiden Untersuchungen nicht vergleichbar sind und der Aufwand der mpMRT der Prostata sowohl in der Anfertigung als auch in der Auswertung deutlich höher ist (☞ Tab. 7.1).

Allen Beteiligten ist sehr wohl bewusst, dass die wirtschaftliche Situation des einzelnen Patienten stark variiert und eine mpMRT der Prostata als Selbstzahler nicht in der Breite möglich ist. Darüber hinaus stellt die Empfehlung der Leitlinie verbunden mit einer fehlenden Abrechenbarkeit als vertragsärztliche Regelleistung eine soziale Ungerechtigkeit dar.

Ebenso schwierig ist die Situation auf Seiten der Urologie. So erhält der Urologe von der Gesetzlichen Krankenversicherung (GKV) 19,69 Euro (EBM-Ziffer 26341) als Leistungserstattung für

Ziffer	Betrag in Euro	Faktor	Leistungstext
1	6,06	1,3	Beratung
5720	333,40	1,3	MRT Abdomen/Becken
5731	75,78	1,3	Ergänzende Serien
5733	58,29	1,3	Computergestützte Analyse
346	22,74	1,3	Kontrastmitteleinbringung
zzgl.			Sachkosten
	variiert		Kontrastmittel
	variiert		Infusionsset, Katheter
	0,80		Porto

Tab. 7.1: Vorschlag des Bund Deutscher Radiologen (BDR) zur Abrechnung der MR-Prostatographie als individuelle Gesundheitsleistung (IGeL).

Ziffer	Betrag in Euro	Faktor	Leistungstext
1	10,72	2,3	Beratung
5	10,72	2,3	Symptombezogene Untersuchung
344	13,41	2,3	Kontrastmitteleinbringung
261	4,02	2,3	Arzneimittelapplikation
5720	641,16	2,5	MRT Abdomen/Becken
5731	134,06	2,3	Ergänzende Serien zu 5720
5733	46,63	1	Zuschlag Computer-gestützte Auswertung
	0,21		BS Inj Carino 1 ml
	variabel		Kontrastmittel
	0,80		Porto

Tab. 7.2: Gebührenordnung für privatärztliche Leistungen (GOÄ), Abrechnungsbeispiel zur mpMRT der Prostata.

eine transrektale Prostatabiopsie. Eine Ziffer für die aufwändigere Fusionsbiopsie existiert genauso wenig wie eine Ziffer für die mpMRT bzw. MR-Prostatographie. Daher bieten auch die urologischen Kollegen die Fusionsbiopsie als IGeL-Leistung an. Im PKV-System sind sowohl die mpMRT der Prostata (Abdomen/Becken-MRT mit zusätzlichen Sequenzen und computergestützter Analyse) und die Fusionsbiopsie wirtschaftlich sinnvoll und angemessen abgebildet. Schließlich ist auf beiden Seiten, radiologisch als auch urologisch, eine technische Investition notwendig.

In den Tabellen 7.2 und 7.3 sind Abrechnungsvorschläge gemäß Gebührenordnung für privatärztliche Leistungen (GOÄ) für Patienten mit privater Krankenversicherung (PKV) für die mpMRT der Prostata und die Fusionsbiopsie aufgeführt. Hierbei wird die Ziffer für Abdomen/Becken-MRT als Grundlage verwendet. Insbesondere bei der Fusionsbiopsie gibt es von Zentrum zu Zentrum deutliche Abweichungen in den verwendeten Zif-

Ziffer	Betrag in Euro	Faktor	Leistungstext
3	20,11	2,3	Eingehende Beratung
452	25,47	2,3	Analgosedierung
	4,94		bes. Kosten Spalte 4
272	24,13	2,3	Infusion intravenös
	0,64		500 ml Jonosteril
650	15,95	1,8	EKG
11	8,04	2,3	Digitaluntersuchung
410	26,81	2,3	Sonographie Prostata
403	15,74	1,8	Zuschlag transkavitär
319	321,72	2,3	12 x Punktion
319	122,40	3,5	ROI Punktion 3 x
	13,35		Stanznadel
5	10,72	2,3	Symptombezogene Untersuchung nach Biopsie
1	10,72	2,3	Beratung
75	17,43	2,3	Ausführlicher schriftlicher Befundbericht

Tab. 7.3: Gebührenordnung für privatärztliche Leistungen (GOÄ), Abrechnungsbeispiel für die Fusionsbiopsie (12 Stanzen systematisch und 3 Stanzen gezielt).

Ziffer	Betrag in Euro	Faktor	Leistungstext
3	20,11	2,3	Eingehende Beratung
442	23,31	1	Ambulanzzuschlag, OP
2402	49,60	2,3	Tiefliegende Organ Probeexzision
272	24,13	2,3	Infusion intravenös
	0,64		500 ml Jonosteril
5720	641,16	2,5	Abdomen/Becken MRT
5733	46,63	1	Zuschlag Computer-gestützte Auswertung
11	8,04	2,3	Digitaluntersuchung
	146,94		MR-Biopsy Gun 18 G Stanznadel
	65,89		MR Prostata Needle Guide gewinkelt
75	17,43	2,3	Ausführlicher schriftlicher Befundbericht

Tab. 7.4: Gebührenordnung für privatärztliche Leistungen (GOÄ), Abrechnungsbeispiel für die MRT-(*in-bore*)-Prostata-Biopsie.

fern. Da für die Fusion keine Ziffer in der Gebührenordnung hinterlegt ist, werden zum Teil auch Analogziffern eingesetzt. Da diese jedoch in der Akzeptanz unterschiedlich erfolgreich abgerechnet werden, können diese hier nicht als Vorschlag aufgeführt werden.

Als Reserveverfahren für kleine und schwierig gelegene Läsionen oder nach negativer Fusionsbiopsie kann die direkte Biopsie im MRT (MRT-[*inbore*]-Biopsie) zum Einsatz kommen. Tab. 7.4 zeigt die Abrechnungsmöglichkeit dieses Biopsieverfahrens im ambulanten Setting nach GOÄ.7.1.

7.1. Literatur

1. Leitlinienprogramm Onkologie (Deutsche Krebsgesellschaft, Deutsche Krebshilfe, AWMF): Interdisziplinäre Leitlinie der Qualität S3 zur Früherkennung, Diagnose und Therapie der verschiedenen Stadien des Prostatakarzinoms, Langversion 5.1, 2019,AWMF Registernummer: 043/022OL, http://www.leitlinienprogramm-onkolo-gie.de/leitlinien/prostatakarzinom/

2. Multiparametrische MRT-Untersuchung der Prostata (mpMR-Prostatografie). Rofo. 2018 Nov;190(11):1085-1086. doi: 10.1055/a-0732-2686. Epub 2018 Oct 17. German. PubMed PMID: 30332705.

Positronenemissions-tomographie (PET) der Prostata

8. Positronenemissionstomographie (PET) der Prostata

Die Positronenemissionstomographie (PET) wird seit Anfang des 21. Jahrhunderts zur Diagnostik des Prostatakarzinoms eingesetzt. Der Einsatz von ^{18}F-Fluordesoxyglucose (FDG) als Tracer zeigte keine vielversprechenden Ergebnisse. Aus diesem Grund wurde die Entwicklung Prostatakarzinom-spezifischerer Tracer vorangetrieben. Die Gruppe der Cholin-basierten Tracer stellte daraufhin initial den am weitesten verbreiteten Non-FDG-Tracer dar. Auf molekularer Ebene bilden Cholin-basierte Tracer den gesteigerten Cholin-Metabolismus der Lipid-Membran-Synthese des Prostatakarzinoms ab. Seit 2013 ist jedoch die PET-Bildgebung mit Liganden des Prostata-spezifischen Membran-Antigen (PSMA) die erfolgversprechendste Methode der molekularen Bildgebung beim Prostatakarzinom.

Bei dem Einsatz der PET in der Bildgebung des Prostatakarzinoms muss grundsätzlich zwischen verschiedenen Indikationen unterschieden werden:

1. Zum einem der Detektion bei Patienten mit Verdacht auf ein Prostatakarzinom und/oder vorheriger negativer Biopsie der Prostata (**Detektion von Primärtumoren**).

2. Zum anderen das lokale Staging bei Patienten mit gesichertem Prostatakarzinom zur Ermittlung der besten Therapieoption (**Staging zur Risikostratifizierung**).

3. Das wichtigste und am häufigsten indizierte Einsatzgebiet der PET stellt das Staging bei Patienten mit Verdacht auf ein Prostatakarzinomrezidiv dar (**Re-Staging bei laborchemischem Rezidiv**)

> **Merke:** Das derzeit wichtigste und häufigste Einsatzgebiet der Positronenemissionstomographie (PET) stellt die Detektion von Lokalrezidiven bzw. Metastasen im Rahmen eines Re-Staging bei Patienten mit laborchemischen (PSA-)Rezidiven dar.

8.1. Detektion von Primärtumoren

Studien zur Detektion von primären Prostatakarzinomen sind in der Literatur vorwiegend zu den Cholin-basierten Tracern vorhanden. Die PET/CT mit Cholin-Tracern zur Detektion einzusetzen, war insbesondere vor Etablierung der multiparametrischen MRT (mpMRT) seit etwa 2002 populär. Mittlerweile sind Metaanalysen der Güte der Cholin-basierten PET/CT vorhanden, in denen ^{11}C-Cholin, ^{18}F-Fluorcholin bzw. ^{18}F-Fluorethylcholin evaluiert wurden. Die Verwendung von ^{11}C-oder ^{18}F-Isotopen hängt im Wesentlichen von der Verfügbarkeit eines Zyklotrons ab, da ^{11}C aufgrund der kurzen Halbwertzeit von 20 Minuten nur über kurze Entfernungen transportiert werden kann. ^{18}F-Isotope eignen sich bei einer Halbwertzeit von 110 min daher besser für Zentren ohne eigenes Zyklotron. Die Detektion von primären Prostatakarzinomen ist naturgemäß abhängig von ihrer Größe. Dieser Zusammenhang erklärt am wahrscheinlichsten die stark unterschiedlichen Sensitivitäten und Spezifitäten, die in der Literatur berichtet werden [1]. Eine Metaanalyse von Brogsitter et al. zur Detektion primärer Prostatakarzinome ermittelte eine gepoolte Sensitivität von 75% und Spezifität von 71% für ^{11}C-Cholin [2]. Für ^{11}C-Acetat betrug die gepoolte Sensitivität von 74% bei einer Spezifität von 61%. Die Autoren fassen ihre Ergebnisse dahingehend zusammen, dass die diagnostische Güte von Cholin-basierten Tracern zurzeit nicht hinreichend für eine Routineanwendung zur Detektion von primären Karzinomen bei Patienten mit Verdacht auf ein Prostatakarzinom ist. Ein wesentliches Problem dabei stellt die unzureichende Fähigkeit des Tracers dar, zwischen benignen hyperplastischen Adenomknoten (BPH), chronischer Prostatitis und malignen Läsionen aufgrund der sich überlappenden Uptake-Werte zu unterschieden. Grundsätzlich ist für die PET-Bildgebung zu beachten, dass die diagnostische Genauigkeit sämtlicher Cholin-basierten Untersuchungen durch die vorherige Gabe von hormondeprivierender Therapie deutlich verringert wird [3]. Dies erschwert insbesondere die Bildgebung bei Rezidivpatienten, da diese häufig bereits bei einem laborchemischen PSA-Anstieg mit antihormoneller Therapie behandelt werden.

Neuere Tracer sollen eine spezifischere Unterscheidung von benignen Veränderungen und einem Prostatakarzinom ermöglichen. Die aktuellsten Vertreter sind PSMA-, Bombesin- und Aminosäure-basierte Tracer. Eine Studie, die den Stellenwert von Bombesin, einem *Gastrin Releasing Peptide Receptor* (GRPr)-Antagonisten, mittels PET/CT evaluierte, fand eine relativ hohe Sensitivität von 88% bzw. Spezifität von 81% in einer allerdings kleinen Kohorte von 14 Patienten[4]. Ein weitere Studie, die die Aminosäure Anti-1-amino-3-^{18}F-fluorocyclobutan-1-carboxylsäure (^{18}F-FACBC) mit der T2-gewichteten MRT in Bezug auf die Detektion von Primärherden verglich, fand eine geringere Sensitivität von 67% versus 73% sowie Spezifität von 66% versus 79% der ^{18}F-FACBC gegenüber der morphologischen MRT [5]. Interessanterweise zeigte die Kombination von PET und MRT eine Erhöhung der diagnostischen Güte im Vergleich zu den untersuchten Einzelmodalitäten. Ein wesentliches Problem der PET mit ^{18}F-FACBC ist auch hier die geringe Unterscheidbarkeit vonn BPH-Knoten, Hyperplasieknoten und Prostatakarzinomen, da alle drei Entitäten einen vergleichbaren Uptake aufwiesen. Ein ähnliches Problem weist auch die Bildgebung mittels ^{11}C-Acetat auf [6]. Laut Studienlage scheint darüber hinaus kein Zusammenhang zwischen PSA-Wert, Aggressivität und dem Uptake von Cholin-basierten Tracern zu bestehen [1]. Im Feld der PSMA-Liganden existieren aktuell neben dem am weitesten gebräuchlichen ^{68}Ga-PSMA-11 auch weitere mit ^{18}F-markierte PSMA-Liganden (z.B. ^{18}F-DCPyL, ^{18}F-PSMA-1007 und ^{18}F-rh-PSMA-7.3), welche in unterschiedlichen Stufen der Zulassung sind.

Eine neuere Möglichkeit, die diagnostische Güte weiter zu erhöhen, besteht seit der Einführung von simultanen PET/MR-Hybrid-Systemen [7]. Eine initiale Studie zu ^{18}F-Fluorethylcholin in Kombination von PET und MRT von Hartenbach et al. zeigte eine Sensitivität von 85% und eine Spezifität von 45% für die PET allein. Die Kombination von PET- und MRT-Daten ergab eine Steigerung der Spezifität auf 80% bei nahezu gleichbleibender Sensitivität 84% und damit eine der multiparametrischen MRT vergleichbare Güte [8]. Eigene Daten zur PET/MRT mit ^{68}Ga-PSMA (☞ Abb. 8.1) zeigen ebenfalls eine mögliche Erhöhung der diagnostischen Güte im Vergleich zur alleinigen multiparametrischen MRT [9]. Eine retrospektive Analyse von 53 Patienten mit gesichertem Intermediate-/*High-Risk*-Prostatakazinom hat erstmals den Wert der kombinierten ^{68}Ga-PSMA-11-PET/MRT vor radikaler Prostatektomie untersucht [10]. Die Datensätze der alleinigen PET, der alleinigen mpMRT und die der kombinierten ^{68}Ga-PSMA-11-PET/MRT wurden unabhängig voneinander unter Verwendung der PI-RADS-Kriterien bzw. einer 5-Punkte Skala ausgewertet. MpMRT, PET bzw. PET/mpMRT detektierten in dieser Arbeit ein Prostatakarzinom in 66% (35/53), 92% (49/53) bzw. 98% (52/53) der Patienten. Die kombinierte Bildgebung PET/MRT war der alleinigen mpMRT (AUC 0,88; $p<0,001$) und PET-Bildgebung (AUC 0,83; $p=0,002$) in der Detektion eines Prostatakarzinoms überlegen. Schwächen zeigten in dieser Studie alle Bildgebungsmodalitäten insbesondere in der Detektion kleinerer Tumoren. Zu beachten ist jedoch in solchen Vergleichen immer die Qualität der jeweiligen Modalitäten und entsprechende Erfahrung der Diagnostiker. Der Einsatz der ^{68}Ga-PSMA-11-PET/MRT zur primären Detektion signifikanter Prostatakarzinome bleibt jedoch unklar. Diese Studienergebnisse lassen u.a. auf einen potenziellen Einsatz der simultanen PET/MRT in einer zielgerichteten Biopsie (Biopsie unter Verwendung der PSMA-PET/mpMRI) schließen. Weitere Arbeiten zeigten teilweise eine positive Korrelation der intraprostatischen PSMA-Expression mit dem Gleason-Score [11].

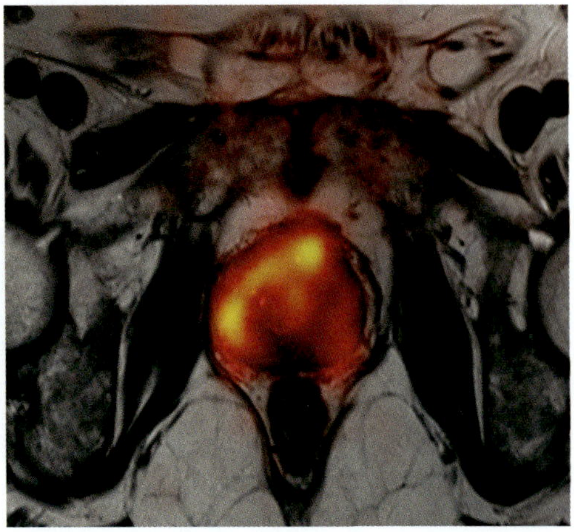

Abb. 8.1: Ausgedehntes rechts anterolaterales Prostatakarzinom (Gleason-Score 4 + 5 = 9; ISUP-Graduierungsgruppe 5) in der ^{68}Ga-PSMA-11-PET/MRT.

Insgesamt haben die zu geringe Spezifität, der hohe Aufwand der PET und der zunehmende Einsatz der multiparametrischen MRT den breiten Einsatz der PET zur Detektion von primären Prostatakarzinomen bisher nicht gerechtfertigt.

Merke: Von den neueren Tracer sind aktuell PSMA-Liganden für die Primärdetektion des Prostatakarzinoms am vielversprechendsten.

8.2. Staging zur Risikostratifizierung

Für die individuelle Therapiewahl ist ein korrektes initiales Staging entscheidend. Essentiell ist dabei die Detektion von lokalen Lymphknotenmetastasen. Die mpMRT zeigt für diese Fragestellung bislang keine zufriedenstellende Güte. Aktuell wird der Einsatz von Mikro-Eisenpartikeln und der Einsatz von hochauflösender Diffusionsbildgebung zur Erhöhung der Genauigkeit diskutiert. Daher ist die Detektion von Lymphnotenmetastasen aktuell eine Domäne der PET. Die Sensitivität der PET wird allerdings bei Lymphknotenmetastasen, die kleiner als 5 mm sind, durch Partialvolumeneffekte deutlich herabgesetzt. Eine große Studie mit ^{18}F-Fluorethylcholin-PET/CT zeigte eine Sensitivität von 73% bei einer Spezifität von 95% [12]. Eine weitere Studie zeigte, dass ^{11}C-Acetat etwas vorteilhafter zur Lymphknotendetektion sein könnte als ^{18}F-Fluorethylcholin oder ^{11}C-Cholin [13].

Erste Ergebnisse der Untersuchung eines ^{68}Ga-gelabelten Bombesin-Analogons ergaben eine Sensitivität von 70% zur Detektion von Lymphknotenmetastasen [4]. Der Einsatz von ^{68}Ga-PSMA-11 zeigte in ersten Studien eine Erhöhung dieser Sensitivität bei vergleichbarer Spezifität [14]. Verschiedene retrospektive Auswertungen zeigten für die Bestimmung des pelvinen nodalen Status Sensitivitäten zwischen 66-84% bei konsistent hohen Spezifitäten (>90%) [15, 16]. Auch nimmt die Empfindlichkeit der Methode indirekt proportional mit der Größe ab. In einer großen Arbeit konnte gezeigt werden, dass die ^{68}Ga-PSMA-11-PET Lymphknotenmetastasen von >4,5 mm in 90% detektiert. Wenn man auch Lymphknotenmetastasen ab 2 mm in die Analyse einbezieht, fällt dieser Wert auf 50% ab. Mit diesen Werten ist die PSMA-PET der konventionellen Bildgebung und anderen PET-Tracern deutlich überlegen (☞ Abb. 8.2). In Anhängigkeit des individuellen Risikos eines Patienten kann nach erfolgter Biopsie hier ein wachsendes Einsatzfeld für die PET, z.B. für *High-risk*-Patienten vor Therapie, liegen.

Merke: Bei der Bestimmung des nodalen Status, z.B. für *High-risk*-Patienten gibt es vielversprechende ersten Daten mit ^{68}Ga-PSMA-11. Aufgrund der noch fehlenden Evidenz wird aktuell die Durchführung einer PSMA-PET für das Primärstaging nicht empfohlen.

8.3. Re-Staging bei laborchemischem Rezidiv

Die zurzeit am häufigsten gestellte Indikation zur PET ist die Detektion von Lokalrezidiven bzw. Metastasen bei Patienten, die nach Therapie ein laborchemisches Rezidiv mit ansteigenden PSA-Werten aufweisen. Dabei beträgt die 10-Jahres-Rezidivrate in kurativ behandelten Patienten mit Prostatakarzinom bis zu 50% [17]. Der laborchemische PSA-Anstieg kann dabei den in der Bildgebung sichtbaren morphologischen Veränderungen um Monate

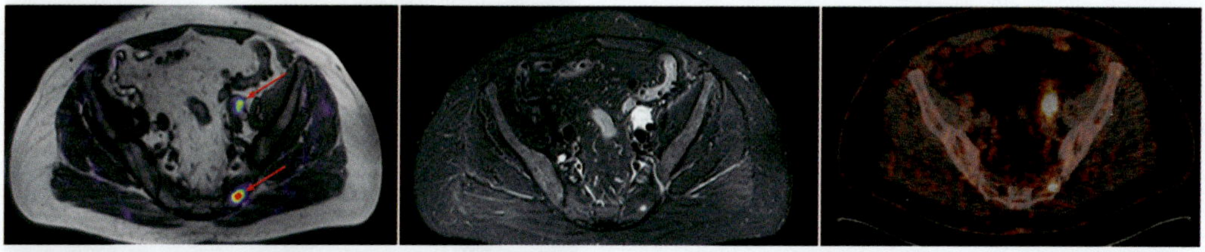

Abb. 8.2: Bioptisch gesichertes Prostatakarzinom (Gleason-Score 4 + 3 = 7b; ISUP-Graduierungsgruppe 3). Die anschließend durchgeführte Staging-PET/CT sowie Vergleichs-PET/MRT mit ^{68}Ga-PSMA zeigen einen Tracer-Uptake in einem iliakalen Lymphknoten rechts (Pfeil oben; fusionierte PET/MRT links, fusionierte PET/CT rechts). Der Lymphknoten ist auch in den STIR-Bildern der MRT (Mitte) detektierbar. Zusätzlich zeigt sich eine 4 mm messende Knochenmetastase links sakral (Pfeil unten).

bis Jahre vorausgehen. Die Lokalisierung des Rezidivs ist wichtig, um die richtige Therapieoption auszuwählen:

- Ein Lokalrezidiv oder lokoregionäre Lymphknoten können lokal kurativ mit einer Salvage-Operation oder mit einer Radiatio der iliakalen Lymphabflusswege behandelt werden. Für einen lokalisierten Rezidivbereich kann darüber hinaus bei der Radiatio eine Dosiseskalation erwogen werden
- Fernmetastasen erfordern dagegen eine systemische Therapie

Bezüglich der Detektion eines Lokalrezidives in der Prostataloge fanden Castelluci et al. für die ^{11}C-Cholin-PET/CT eine Sensitivität von 54% bei Patienten mit einem PSA >1,5 ng/ml nach radikaler Prostatektomie [18]. Dagegen konnte in einer weiteren Studie von Reske et al. mit ^{11}C-Cholin-PET/CT ein Rezidiv in 70% der Patienten detektiert werden [19]. Panebianco et al. untersuchten 84 Patienten mit Verdacht auf ein Lokalrezidiv nach radikaler Prostatektomie und vergleichen die Ergebnisse der ^{18}F-Fluorcholin-PET/CT mit endorektaler multiparametrischer MRT mit Kontrastmitteldynamik und MR-Spektroskopie. Die *receiver operating characteristics* (ROC)-Analyse zeigte dabei einen deutlichen Vorteil für die multiparametrische MRT (AUC_{MRT} 0,83-0,97 versus AUC_{PETCT} 0,56-0,84) [20]. Im Vergleich zwischen MRT und Cholin- oder Acetat-basierte PET-Tracer zeigt sich aktuell eine deutlich bessere Empfindlichkeit der MRT zur Detektion eines lokalen Rezidivs im Prostatabett.

Im Vergleich zu den oben beschrieben Methoden haben jedoch PSMA-basierte PET-Tracer die Bildgebung des biochemischen Rezidiv deutlich verbessert. Zwei große retrospektive Studien mit 319 und 248 Patienten mit biochemischem Rezidiv nach primärer Therapie wiesen Detektionsraten von 80 bis 90% für die ^{68}Ga-PSMA-11-PET/CT nach [21, 22]. Vergleichbare Ergebnisse wurden in einer retrospektiven Analyse bei 1.007 Patienten mit biochemischem Rezidiv gezeigt [23]. Dabei ist die Detektionsrate klar von der Höhe des PSA-Wertes zum Zeitpunkt der PSMA-Liganden PET abhängig. Eine Zusammenfassung der ersten Daten im Rahmen einer systematisches Metaanalyse ergab PSMA-positive Läsionen in 42%, 58%, 76% und 95% der Patienten mit einem biochemischen Rezidiv und PSA-Werten von 0-0,2 ng/ml, 0,2-1 ng/ml, 1-2 ng/ml bzw. >2 ng/ml [24]. Eine weitere Arbeit an 272 Patienten mit einem frühen biochemischen Rezidiv nach radikaler Prostatektomie zeigte ähnliche Ergebnisse mit PSMA-Liganden positiven Läsionen bei 74/134 Patienten (55%, 95% CI 46-64%) mit einem PSA-Wert von 0,2-0,5 ng/ml und bei 102/138 Patienten (74%, 95% CI 66-81%) mit einem PSA-Wert >0,5-1,0 ng/ml [25]. Unabhängige Prädiktoren für ein positives Ergebnis der ^{68}Ga-PSMA-11-PET waren eine laufende Antihormontherapie und die Höhe des PSA-Wertes.

Aktuell wurden zwei prospektive Arbeiten zum Wert von ^{68}Ga-PSMA-11 beim biochemischen Rezidiv veröffentlicht. Hier zeigt sich zum einen eine Bestätigung der hohen Detektionsraten mit u.a. 38% für PSA <0,5 ng/ml, 57% für 0,5 bis <1,0 ng/ml und 84% für 1,0 bis <2,0 ng/ml [26]. In dieser Arbeit konnte auch eine hohe Interreader-Übereinstimmung und ein hoher positiver prädiktiver Wert (84%) der ^{68}Ga-PSMA-11-positiven Läsionen dokumentiert werden. Eine weitere prospektive Studie hat die Effizienz von ^{68}Ga-PSMA-11 im Vergleich zu ^{18}F-FACBC (als in Europa und den USA zugelassenem PET-Tracer) gezeigt. In einem Kollektiv von Patienten mit biochemischem Rezidiv bei PSA <1 ng/ml hat die ^{68}Ga-PSMA-11-PET in 56% und ^{18}F -FACBC-PET in nur 26% Rezidivherde lokalisieren können [27]. Zusätzlich haben mehrere hauptsächlich retrospektive Studien im Vergleich zu Cholinderivaten eine deutliche höhere Empfindlichkeit der ^{68}Ga-PSMA-11-PET dokumentiert. Potentiell weitere Verbesserungen in der Lokalisationsdiagnostik des biochemischen Rezidivs sind durch die Kombination PSMA-basierter PET-Tracer mit der MRT im Rahmen von Hybrid-PET/MR Untersuchungen (☞ Abb. 8.3) möglich [7].

Da der PSA-Wert den morphologisch detektierbaren Veränderungen zeitlich vorausläuft, hängt die diagnostische Genauigkeit von dem angewendeten PSA-Grenzwert ab, ab dem eine PET-Untersuchung zur Detektion von befallenen Lymphknoten indiziert wird. Für Cholin-basierte Tracer wird in der Literatur ein PSA-Grenzwert von 2 ng/ml angegeben, unter dem eine PET nicht hinreichend sinnvoll erscheint. Entsprechend der aktuellen Datenlage erscheint jedoch eine PSMA-PET bereits ab einem PSA von über 0,2 ng/ml sinnvoll [28].

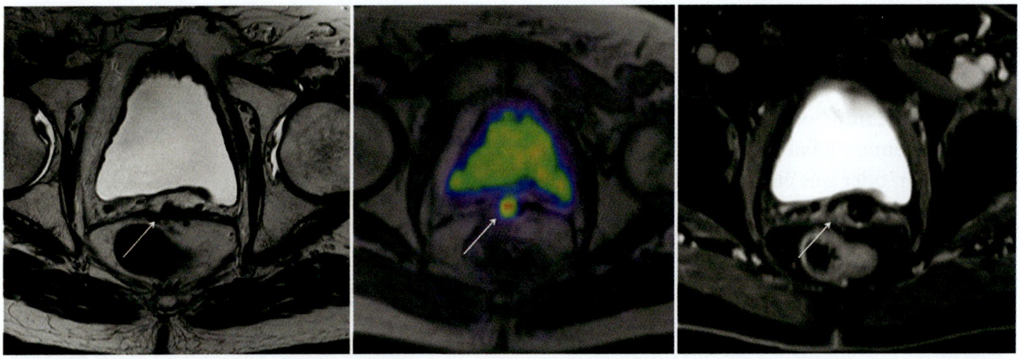

Abb. 8.3: Patient nach radikaler Prostatektomie und PSA-Anstieg auf 1,8 ng/ml. Die PET/MRT mit ^{68}Ga-PSMA zeigt eine T2-hypointense Läsion linksseitig in der ehemaligen Prostataloge basal (Pfeil) mit Tracer-Uptake (Pfeil) und geringer Kontrastmittelaufnahme (Pfeil).

Die Detektion von Lymphknotenmetastasen mittels PET/CT ist größenabhängig. So wird in der Literatur eine Detektionsrate für ^{11}C-Cholin-PET/CT in Abhängigkeit des Lymphknotendurchmessers (LK) angegeben: 0% für LK <2 mm, 25 bis 30% für LK 2 bis 4,9 mm, 33-43% für 5 bis 9,9 mm LK und 77 bis 90% für LK >10 mm [1]. Die mittlere statistische Detektionsrate von Lymphknotenmetastasen mit Cholin-basierten Tracern beträgt nach der aktuellen Literatur ca. 30% [13]. Für ^{68}Ga-PSMA-11-PET existiert eine Arbeit, welche ihren Nutzen im Vergleich zur konventionellen Bildgebung für das nodale Staging vor Salvage-Lymphadenektomie evaluierte [29]. Die ^{68}Ga-PSMA-11-PET war der morphologischen Bildgebung beim Nachweis von Lymphknotenmetasta-

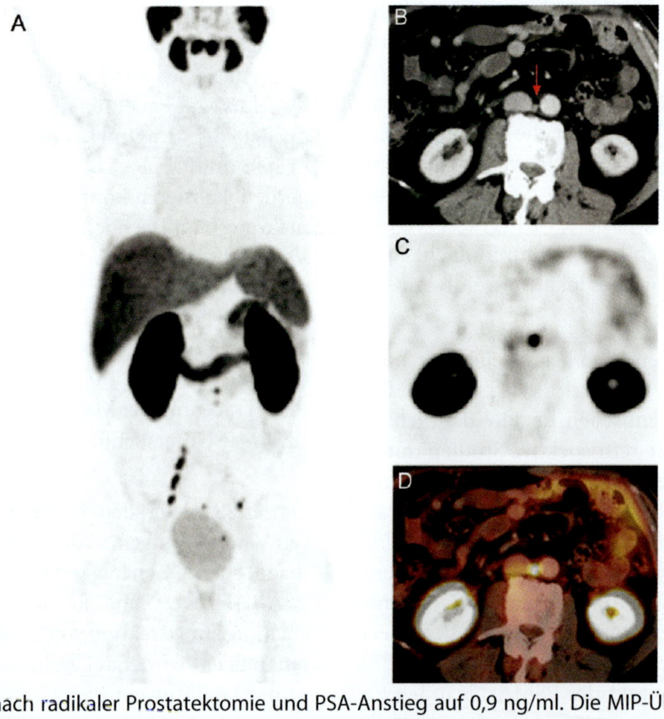

Abb. 8.4: Patient nach radikaler Prostatektomie und PSA-Anstieg auf 0,9 ng/ml. Die MIP-Übersicht der ^{18}F-rh-PSMA-7-PET zeigt multiple fokale Mehrspeicherungen entlang der Beckenachse und retroperitoneal passend zu Lymphknotenmetatsen (**A**). In der CT (**B**) stellt sich beispielsweise retroperitoneal ein kleiner (3 mm) Lymphknoten interaortocoval dar (Pfeil), welcher einen intensiven erhöhten PSMA-Liganden-Uptake (**C**: PET, **D**: PET/CT-Fusion) aufweist.

sen mit einer Sensitivität von 78% versus 27% signifikant überlegen.

Die Datenlage bzgl. der Detektion von Knochenmetastasen mittels PET ist gering. Die wenigen vorhandenen Studien berichten, dass die PET mit FDG-Tracern eine unbefriedigte Detektionsrate besitzt, so dass aktuell die konventionelle Knochenszintigraphie weiterhin einen Stellenwert zur Metastasensuche hat. Beheshti et al. ermittelten zur Detektion von Knochenmetastasen in einer kleineren Kohorte für ^{18}F-Fluorocholin mittels PET/CT eine Sensitivität und Spezifität von 79% bzw. 97% [30]. Für den Einsatz der PSMA-basierten PET gibt es nur wenige Arbeiten, welche den expliziten Nutzen für Knochenmetastasen untersucht haben. In einer Arbeit mit gemischtem Patientenkollektiv hat die ^{68}Ga-PSMA-11-PET deutlich besser als die zum Vergleich herangezogene Knochenszintigraphie abgeschnitten. Sensitivitäten und Spezifitäten bzgl. des Vorhandenseins von Knochenmetastasen waren 99 bis 100% und 88 bis 100% für das PET und 87 bis 89% und 61 bis 96% für die Knochenszintigraphie abhängig von optimistischer oder pessimistischer Klassifikation von unklaren Läsionen, welche deutlich häufiger in der Knochenszintigraphie aufgetreten waren [31].

Es muss ergänzend erwähnt werden, dass die MRT einen entscheidenden Beitrag zur Detektion und Charakterisierung von Knochenmetastasen mit funktionellen Methoden wie der diffusionsgewichteten Bildgebung leisten kann [32] (☞ Abb. 8.4).

Aktuell werden ^{68}Ga-markierte PSMA-Liganden zunehmend durch ^{18}F-markierte Liganden ersetzt. Neben der längeren Halbwertszeit von ^{18}F (110 min) vs. ^{68}Ga (68 min), der Produktion großer Mengen im Zyklotron (Kostenersparnis durch zentrale Produktion und Verteilung) und einer potentiell verbesserten Ortsauflösung aufgrund einer geringeren Reichweite der Positronen zeigen sich weitere Vorteile in eine verbesserte Tumor-Aufnahme der geringen oder sogar fehlenden Ausscheidung in den ableitenden Harnwegen.

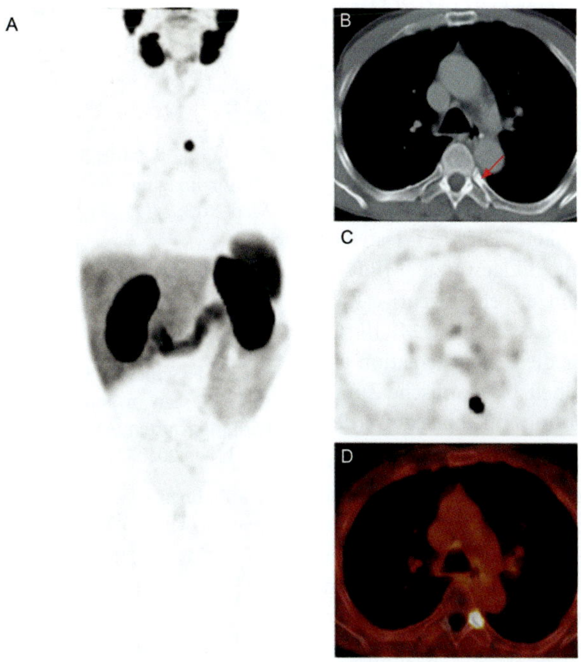

Abb. 8.5: Patient nach radikaler Prostatektomie und PSA-Anstieg auf 1,1 ng/ml. Die MIP-Übersicht der ^{18}F-rh-PSMA-7-PET eine fokale Mehrspeicherungen im Bereich des Thorax (**A**). In der CT (**B**) zeigt sich an der entsprechenden Stelle eine flaue Sklerose am Rippenansatz (Pfeil), welche einen intensiv erhöhten PSMA-Liganden-Uptake (**C**: PET, **D**: PET/CT-Fusion) aufweist passend zu einer Knochenmetastase.

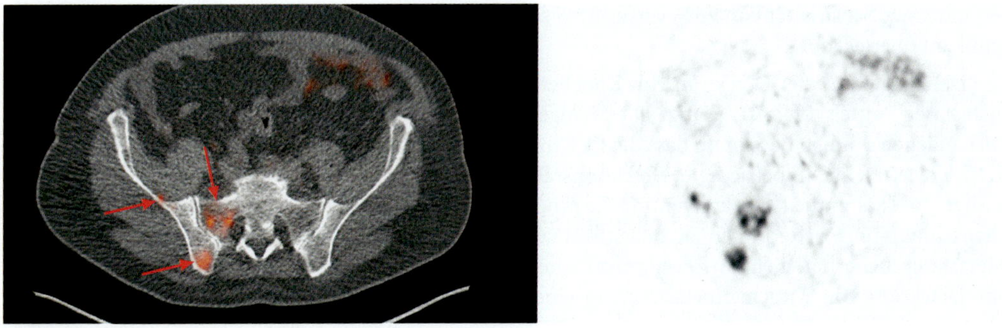

Abb. 8.6: Patient mit Z.n. negativer TRUS-Biopsie und einem PSA-Wert von 34 ng/ml. Die gezielte MRT-gestützte Biopsie ergab ein Prostatakarzinom mit einem Gleason-Score von 4 + 4 = 8 (ISUP-Graduierungsgruppe 4). Das darauf durchgeführte Staging-PET/CT mit ^{68}Ga-PSMA zeigt einen Tracer-Uptake im rechten Os sacrum sowie Os ilium im Sinne einer Knochenmetastasierung (Pfeile).

Merke: Aufgrund der aktuellen Datenlage gibt es in der deutschen S3-Leitlinie Prostatakarzinom sowie in der europäischen EAU-Leitlinie eine deutliche Empfehlung für die PSMA-basierte PET-Bildgebung. Für ein Re-Staging bei biochemischem Rezidiv wird in der deutschen sowie europäischen Leitlinie die PSMA-basierte PET-Bildgebung empfohlen.

8.4. Aktueller und perspektivischer Stellenwert

Die PET-Bildgebung hat einen festen Stellenwert in der Diagnostik des Prostatakarzinoms. Für die primäre Detektion ist die multiparametrische MRT aktuell das Verfahren der Wahl. Neben der besseren Verfügbarkeit und der geringeren Kosten spielt dabei die Möglichkeit, den MRT-Datensatz als Grundlage für eine bildgestützte **MRT/US-Fusionsbiopsie** zu benutzen, eine wichtige Rolle. Aktuelle Studien zeigen, dass die PET/MR die Genauigkeit der MRT für die Primärdetektion steigern kann. Der gesundheitsökonomische Zusatznutzen muss dazu allerdings noch belegt werden.

Aufgrund der aktuellen Datenlage gibt es in der deutschen S3-Leitlinie Prostatakarzinom [33] sowie in der europäischen EAU-Leitlinie [34] eine Empfehlung für die PSMA-basierte PET-Bildgebung. Hierbei wird der Einsatz sowohl nach radikaler Prostataektomie ab einem PSA >0,2 ng/ml als auch nach Strahlentherapie und bei biochemischer Persistenz empfohlen. Die PSMA-basierte PET-Bildgebung ist aktuell die beste Methode, um zwischen lokalem Rezidiv und Fernmetastasen zu unterscheiden. Das Therapiemonitoring bei Patienten mit kastrationsresistentem Prostatakarzinom könnte aufgrund ihrer Empfindlichkeit und der Ganzkörperdarstellung auch eine potentielle Domäne der PET-CT werden. Um die Vergütungssituation der PET in Deutschland zu verbessern, sind neben großen Multicenterstudien auch Analysen zur Kosteneffizienz notwendig.

Merke: In naher Zukunft wird die Zulassung von PSMA-Liganden für die PET-Bildgebung erwartet, so dass ihr Einsatz in der klinischen Routine noch weiter zunehmen wird.

8.5. Literatur

1. Kitajima K, Murphy RC, Nathan MA. Choline PET/CT for imaging prostate cancer: an update. Ann Nucl Med 2013; 27(7):581-91.

2. Brogsitter C, Zöphel K, Kotzerke J. 18F-Choline, 11C-choline and 11C-acetate PET/CT: comparative analysis for imaging prostate cancer patients. Eur J Nucl Med Mol Imaging 2013; 40 Suppl 1:S18-27.

3. Ceci F, Schiavina R, Castellucci P, et al. 11C-choline PET/CT scan in patients with prostate cancer treated with intermittent ADT: a sequential PET/CT study. Clin Nucl Med 2013; 38(7):e279-82.

4. Kähkönen E, Jambor I, Kemppainen J, et al. In vivo imaging of prostate cancer using [68Ga]-labeled bombesin analog BAY86-7548. Clin Cancer Res 2013; 19(19): 5434-43.

5. Turkbey B, Mena E, Shih J, et al. Localized prostate cancer detection with 18F FACBC PET/CT: comparison with MR imaging and histopathologic analysis. Radiology 2014; 270(3):849-56.

6. Mena E, Turkbey B, Mani H, et al. 11C-Acetate PET/CT in localized prostate cancer: a study with MRI and hi-

stopathologic correlation. J Nucl Med 2012; 53(4):538-45.

7. Röthke MC, Afshar-Oromieh A, Schlemmer HP. [Potential of PET/MRI for diagnosis of prostate cancer]. Radiologe 2013; 53(8):676-81.

8. Hartenbach M, Hartenbach S, Bechtloff W, et al. Combined PET/MRI improves diagnostic accuracy in patients with prostate cancer: a prospective diagnostic trial. Clin Cancer Res 2014; 20(12):3244-53.

9. Afshar-Oromieh A, Haberkorn U, Hadaschik B, et al.PET/MRI with a 68Ga-PSMA ligand for the detection of prostate cancer. Eur J Nucl Med Mol Imaging 2013; 40(10):1629-30.

10. Eiber M, Weirich G, Holzapfel K et al. (2016) Simultaneous (68)Ga-PSMA HBED-CC PET/MRI Improves the Localization of Primary Prostate Cancer. Eur Uro

11. Koerber SA, Utzinger MT, Kratochwil C, et al. (2017) Ga-PSMA-11 PET/CT in Newly Diagnosed Carcinoma of the Prostate: Correlation of Intraprostatic PSMA Uptake with Several Clinical Parameters. J Nucl Med. 2017; 58(12):1943-1948

12. Oyama N, Miller TR, Dehdashti F, et al. 11C-acetate PET imaging of prostate cancer: detection of recurrent disease at PSA relapse. J Nucl Med 2003; 44(4):549-55.

13. Yu CY, Desai B, Ji L, Groshen S, et al. Comparative performance of PET tracers in biochemical recurrence of prostate cancer: a critical analysis of literature. Am J Nucl Med Mol Imaging 2014; 4(6):580-601.

14. Afshar-Oromieh A, Haberkorn U, Schlemmer HP, et al. Comparison of PET/CT and PET/MRI hybrid systems using a 68Ga-labelled PSMA ligand for the diagnosis of recurrent prostate cancer: initial experience. Eur J Nucl Med Mol Imaging 2014; 41(5):887-97.

15. Maurer T, Gschwend JE, Rauscher I, et al. Diagnostic Efficacy of (68)Gallium-PSMA Positron Emission Tomography Compared to Conventional Imaging for Lymph Node Staging of 130 Consecutive Patients with Intermediate to High Risk Prostate Cancer. J Urol. 2016; 195:1436-1443

16. Herlemann A, Wenter V, Kretschmer A, Thierfelder KM, Bartenstein P, Faber C, Gildehaus F-J, Stief CG, Gratzke C, Fendler WP. 68Ga-PSMA Positron Emission Tomography/Computed Tomography Provides Accurate Staging of Lymph Node Regions Prior to Lymph Node Dissection in Patients with Prostate Cancer. Eur Urol 2016; 1-5

17. Freedland SJ, Presti JC Jr, Amling CL, et al. SEARCH Database Study Group. Time trends in biochemical recurrence after radical prostatectomy: results of the SEARCH database. Urology 2003; 61(4):736-41.

18. Castellucci P, Fuccio C, Rubello D, et al. Is there a role for ^{11}C-choline PET/CT in the early detection of metastatic disease in surgically treated prostate cancer patients with a mild PSA increase <1.5 ng/ml? Eur J Nucl Med Mol Imaging 2011; 38(1):55-63.

19. Reske SN, Blumstein NM, Glatting G. [11C]choline PET/CT imaging in occult local relapse of prostate cancer after radical prostatectomy. Eur J Nucl Med Mol Imaging 2008; 35(1):9-17.

20. Panebianco V, Sciarra A, Lisi D, et al. Prostate cancer: 1HMRS-DCEMR at 3T versus [(18)F]choline PET/CT in the detection of local prostate cancer recurrence in men with biochemical progression after radical retropubic prostatectomy (RRP). Eur J Radiol 2012; 81(4):700-8.

21. Eiber M, et al. Evaluation of Hybrid (6)(8)Ga-PSMA Ligand PET/CT in 248 Patients with Biochemical Recurrence After Radical Prostatectomy. J Nucl Med, 2015. 56(5): p. 668-74.

22. Afshar-Oromieh A et al. The diagnostic value of PET/CT imaging with the (68)Ga-labelled PSMA ligand HBED-CC in the diagnosis of recurrent prostate cancer. Eur J Nucl Med Mol Imaging, 2015. 42(2): p. 197-209.

23. Afshar Oromieh A et al. Diagnostic performance of (68)Ga-PSMA-11 (HBED-CC) PET/CT in patients with recurrent prostate cancer: evaluation in 1007 patients. Eur J Nucl Med Mol Imaging, 2017. 44(8): p. 1258-1268

24. Perera M et al. Sensitivity, Specificity, and Predictors of Positive (68)Ga-Prostate-specific Membrane Antigen Positron Emission Tomography in Advanced Prostate Cancer: A Systematic Review and Meta-analysis. Eur Urol, 2016. 70(6): p. 926-937.

25. Rauscher I et al. Efficacy, Predictive Factors, and Prediction Nomograms for (68)Ga-labeled Prostate-specific Membrane Antigen-ligand Positron-emission Tomography/Computed Tomography in Early Biochemical Recurrent Prostate Cancer After Radical Prostatectomy. Eur Urol, 2018. 73(5): p. 656-661

26. Fendler WP, Calais J, Eiber M, Flavell RR, Mishoe A, Feng FY, Nguyen HG, Reiter RE, Rettig MB, Okamoto S, Emmett L, Zacho HD, Ilhan H, Wetter A, Rischpler C, Schoder H, Burger IA, Gartmann J, Smith R, Small EJ, Slavik R, Carroll PR, Herrmann K, Czernin J, Hope TA. Assessment of 68Ga-PSMA-11 PET Accuracy in Localizing Recurrent Prostate Cancer: A Prospective Single-Arm Clinical Trial. JAMA Oncol 2019 Jun 1;5(6):856-863. doi: 10.1001/jamaoncol.2019.0096.

27. Calais J, Ceci F, Eiber M, Hope TA, Hofman MS, Rischpler C, Bach-Gansmo T, Nanni C, Savir-Baruch B, Elashoff D, Grogan T, Dahlbom M, Slavik R, Gartmann J, Nguyen K, Lok V, Jadvar H, Kishan AU, Rettig MB, Reiter RE, Fendler WP, Czernin J. ^{18}F-fluciclovine PET-CT and ^{68}Ga-PSMA-11 PET-CT in patients with early biochemical recurrence after prostatectomy: a prospective, single-centre, single-arm, comparative imaging trial.

Lancet Oncol 2019 Sep;20(9):1286-1294. doi: 10.1016/S1470-2045(19)30415-2.

28. Afshar-Oromieh A, Avtzi E, Giesel FL, et al. The diagnostic value of PET/CT imaging with the (68)Ga-labelled PSMA ligand HBED-CC in the diagnosis of recurrent prostate cancer. Eur J Nucl Med Mol Imaging 2015; 42(2):197-209.

29. Rauscher, I et al. Value of 68Ga-PSMA HBED-CC PET for the Assessment of Lymph Node Metastases in Prostate Cancer Patients with Biochemical Recurrence: Comparison with Histopathology After Salvage Lymphadenectomy. J Nucl Med, 2016. 57(11): p. 1713-1719.

30. Beheshti M, Vali R, Waldenberger P, et al. The use of F-18 choline PET in the assessment of bone metastases in prostate cancer: correlation with morphological changes on CT. Mol Imaging Biol 2010; 12(1):98-107.

31. Comparison of bone scintigraphy and ^{68}Ga-PSMA PET for skeletal staging in prostate cancer. Pyka T, Okamoto S, Dahlbender M, Tauber R, Retz M, Heck M, Tamaki N, Schwaiger M, Maurer T, Eiber M. Eur J Nucl Med Mol Imaging 2016 Nov;43(12):2114-2121.

32. Ketelsen D, Röthke M, Aschoff P, et al. [Detection of bone metastasis of prostate cancer – comparison of whole-body MRI and bone scintigraphy]. Rofo 2008; 180(8): 746-52.

33. Leitlinienprogramm Onkologie (Deutsche Krebsgesellschaft, Deutsche Krebshilfe, AWMF): Interdisziplinäre Leitlinie der Qualität S3 zur Früherkennung, Diagnose und Therapie der verschiedenen Stadien des Prostatakarzinoms, Langversion 5.1, 2019,AWMF Registernummer: 043/022OL, http://www.leitlinienprogramm-onkolo-gie.de/leitlinien/prostatakarzinom/

34. Mottet N, Bellmunt J, Briers E, Bolla M, Bourke L, Cornford P, De Santis M, Henry A, Joniau S, Lam T, Mason MD, Van den Poel H, Van den Kwast TH, Rouvière O, Wiegel T; members of the EAU – ESTRO – ESUR –SIOG Prostate Cancer Guidelines Panel. EAU – ESTRO – ESUR – SIOG Guidelines on Prostate Cancer. Edn. presented at the EAU Annual Congress Copenhagen 2018. 978-94-92671-02-8. Publisher: EAU Guidelines Office. Place published: Arnhem, The Netherlands.

9. Abkürzungsverzeichnis

Abkürzung	Bedeutung
ADC	*Apparent diffusion coefficient*
AFS	Anteriores fibromuskuläres Stroma (der Prostata; in PI-RADS auch AS)
BPH	Benigne Prostatahyperplasie
CZ	zentrale Zone (der Prostata)
DCE	Dynamische Kontrastmittel-gestützte Bildgebung
DRU	Digito-rektale Untersuchung (der Prostata)
DWI	Diffusionsgewichtete Bildgebung
EPE	Extraprostatische Ausdehnung
FDG	^{18}F-Fluordesoxyglucose
FSE	Fast-Spin-Echo-Sequenzen
FUS-GB	MR/Ultraschall-Fusionsbiopsie
IGeL	Individuelle Gesundheitsleistung
ISUP	*International Society of Urological Pathology*
KKL	Kapselkontaktlänge
KM	Kontrastmittel
mpMRT	Multiparametrische MRT (der Prostata)
MRS	MR-Spektroskopie
PET	Positronenemissionstomographie
PI-RADS	*Prostate Imaging Reporting and Data System*
PSA	Prostata-spezifisches Antigen
PZ	periphere Zone (der Prostata)
TRUS	Transrektaler Ultraschall (der Prostata)
TRUS-PE	Transrektale Ultraschallbiopsie der Prostata
TSE	Turbo-Spin-Echo-Sequenzen
TZ	Transitionszone (der Prostata)

Tab. 9.1: Auswahl von im Buch verwendeten Abkürzungen und deren Bedeutung. Weitere Abkürzungen sind in deren direktem Umfeld oder in Abbildungs- und Tabellenlegenden erklärt.

Index